呼吸是如此寻常

寻常到大多数人没有觉察到她的存在

但呼吸又是如此不平凡

不平凡到我们离开她就没有办法存活

阅读本书

尝试去了解她、熟悉她

一起来感受呼吸运动

通过自我呼吸锻炼

来维护健康

来感受生命的奇妙

Breathe

学习呼吸

重塑你的健康

主编｜许银姬 谈馨媛

人民卫生出版社
·北 京·

图书在版编目（CIP）数据

学习呼吸：重塑你的健康 / 许银姬，谈馨媛主编
. — 北京：人民卫生出版社，2023.10
ISBN 978-7-117-35142-3

Ⅰ.①学… Ⅱ.①许… ②谈… Ⅲ.①呼吸疗法
Ⅳ.①R459.9

中国国家版本馆 CIP 数据核字（2023）第 163997 号

| 人卫智网 | www.ipmph.com | 医学教育、学术、考试、健康，购书智慧智能综合服务平台 |
| 人卫官网 | www.pmph.com | 人卫官方资讯发布平台 |

学习呼吸：重塑你的健康

Xuexi Huxi: Chongsu Ni de Jiankang

主　　编：许银姬　谈馨媛
出版发行：人民卫生出版社（中继线 010-59780011）
地　　址：北京市朝阳区潘家园南里 19 号
邮　　编：100021
E - mail：pmph @ pmph.com
购书热线：010-59787592　010-59787584　010-65264830
印　　刷：三河市宏达印刷有限公司
经　　销：新华书店
开　　本：889×1194　1/32　　印张：7
字　　数：163 千字
版　　次：2023 年 10 月第 1 版
印　　次：2023 年 10 月第 1 次印刷
标准书号：ISBN 978-7-117-35142-3
定　　价：59.80 元

打击盗版举报电话：010-59787491　E-mail：WQ @ pmph.com
质量问题联系电话：010-59787234　E-mail：zhiliang @ pmph.com
数字融合服务电话：4001118166　　E-mail：zengzhi @ pmph.com

学习呼吸：
重塑你的健康

主　审　林　琳

主　编　许银姬　谈馨媛

副主编　黄敏玲　景玉婷　梁桂兴

编　委　（按姓氏笔画排序）

伍绍星　刘厚强　吴镇湖

蔡　彦　蔡俊翔

绘　画　（按姓氏笔画排序）

宋梦西　张　聪　张晓珊

参　编　（按姓氏笔画排序）

许俊浩　李浩轩　陈新铭

陈鑫遥

总序

2023 年是广东省中医院建院 90 周年。作为中国近代史上历史最为悠久的中医医院，广东省中医院自 1933 年建院初期，就以振兴、发展中医药事业和为人民群众提供优质的中医药健康服务为己任，一代代广东省中医院人赓续"上医医国先觉觉民"的红色基因，砥砺奋进，勇毅前行。

90 年筚路蓝缕，90 年初心弥坚。长期以来，我们始终高度重视中医药文化弘扬和健康科普传播工作，以人民群众健康需求为导向，充分发挥名院、名科、名医、名药等优势资源，不断创新载体，注重医媒融合，为人民群众生命健康全周期保驾护航，为健康中国建设贡献力量！

值此医院 90 华诞之际，在上级主管部门的指导下，在人民卫生出版社的大力支持下，我们组织编写这套"献给大家的健康书系列"，作为送给大家的一份特殊的礼物。

这套丛书由医院呼吸科、妇科、脾胃病科、治未病中心、骨伤科、耳鼻喉头颈科、心理睡眠科及脑病科等多个国家级重点专科的团队精耕细作而成，联袂为大家奉上一套健康大餐。在这里，您可以学习国医大师邓铁涛老先生的百岁养生法，可以了解厨房里的膳食养生智慧，还可以了解什么是"正确"的呼吸、如何保护我们"脆弱"的颈椎、怎样睡得更好……希望这套丛书能够成为您健康的"加油站"。

2023 年 9 月

序

呼吸系统疾病患者数量众多，部分病种致死率及致残率高，因此成为危害大众健康的重大疾病。尤其是近年来人人谈之色变的呼吸道传染病，更是让医者和患者共同感受到了疾病带来的沉重的压力。医者，是和疾病斗争的战士，也是患者的最后一道防线。但在和疾病的战斗中不应只有医师，还应该让患者和家人也参与进来，让患者了解疾病，知晓预防疾病的重要性，并加入和疾病斗争的队伍中，这是改变疾病观念、战胜疾病的重要环节。

中医讲"四时阴阳"，讲"天人之和"，讲"治未病"，中医对疾病的了解和治疗有独特的认识和方法。中医的生命力来源于实践，根植于临床疗效。如何将深奥的专业知识转化为简单易懂的生活常识，如何将整体观念融入人们的生活中，成为大众的医疗常识，医者任重而道远。

本书由广东省中医院呼吸专科的医师们撰写，他们秉承

"为大众讲医学"的理念，通过轻松诙谐的语言、深入浅出的讲解、形象生动的比喻，阐述了呼吸系统常识和疾病奥秘，能为大众了解疾病、实现做自己健康的第一责任人的愿望提供帮助。通过阅读本书，也能了解中医的临证思维和文化内核，初步了解疾病"失和"的本质，以及中医"调和正邪"的治疗原则。

希望本书的出版能促进医学普及在疾病预防和身体养护上的积极作用，为人民群众的呼吸系统健康保驾护航。最后，祝贺本书的顺利出版。

国医大师、广州中医药大学首席教授

2023 年 8 月 27 日

前言

　　生命的律动在于呼吸之间，健康之路始于了解呼吸。早在春秋战国时期，我国医者就对肺和呼吸有了一定的认识，中医这样描述肺的形态："肺上连气道，开窍于鼻，外通大气，其形如蜂巢，吸之则满，呼之则虚，是为清虚之脏"；又形象地概括了肺的作用："肺者，相傅之官，治节出焉"；还简练总结了肺的功能："吹呴呼吸，吐故纳新"；更生动地描绘了肺的重要性："肺脏形态之巧，功能之要，称之'脏之长也'"。

　　经历两千多年的沉淀与发展，我们对肺的生理功能、解剖结构以及呼吸系统疾病的临床表现、病因病机、药物治疗、康复措施等都有了更深入的认识，呼吸系统疾病也得到了更规范的治疗。

　　"每个人是自己健康的第一责任人"，后疫情时代，大众对健康知识有更多的主观渴求，对健康科普的需求也在增加，尤其是对肺和呼吸的关注度空前高涨。

　　遵照习近平总书记"科技创新、科学普及是实现创新发展的两翼，要把科学普及放在与科技创新同等重要的位置"的指示，广东省中医院集合呼吸专科领域的中西医专家，总结了有关呼吸的基本生理知识和中医基础认识，走访和调查了普通群众、慢性呼吸疾病患者、医学生等群体，了解他们对于呼吸最为关心的问题，分析常见的认知误区，结合近 10 年来中医呼吸慢病管理和肺康复的工作经验，以精益求精的精神和求真务实的态度撰写了本书，旨在为人民群众提供简单易懂的呼吸相关科普知识，纠正错误的疾病观念，普及中医"整体观"和"治未病"的理念，以满足广大人民群众日益增长的对健康呼吸知识的需求。

广东省中医院肺病科 / 呼吸与危重症医学科（PCCM）是国家中医药管理局肺病（华南）区域诊疗中心，也是 PCCM 规范化建设优秀单位，在传承中医药文化、推广中医治疗理念、丰富中医药文化内涵的同时，也深耕呼吸科普，走近群众，走进基层。借此，以此书献给希望了解呼吸、学会呼吸的广大读者。

本书共分为五章，从了解呼吸、呼吸之痛，到学习呼吸、助力呼吸，再到重塑你的健康，详细、生动地阐述了呼吸的生理基础、呼吸的常见误区、呼吸相关的生活知识点和中医养生方法；通过问答的形式，解答了大众关心的热点问题，为慢性呼吸疾病患者及其家属、呼吸专科医师、社区医师、全科医师及医学生提供呼吸的科普知识，厘清常见的认知误区和对中医的误解，以实现读者从学习呼吸到学会呼吸的转变。

最后，感谢所有编者的辛勤付出！

让我们一起明"吐纳之道"，最终达到"足以延寿"的健康目标。

2023 年 2 月 27 日

目录

第三章
学习呼吸 057

第四章
助力呼吸 079

第一章

了解呼吸

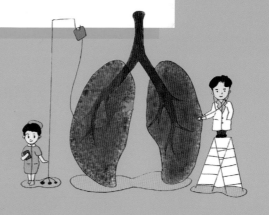

日月有常，星辰有行，苍生万物以"呼吸"应天地，以"呼吸"立生命，呼吸存在于每个生命体中。肺是人体呼吸系统中最重要的器官，她如此寻常，寻常到大多数人没有觉察到她的存在；但她又如此不平凡，不平凡到我们离开她就没有办法存活。面对这位日日相伴的伙伴，我们是否尝试过去了解她、熟悉她？她是怎么工作的？她有哪些小秘密？

这些问题大家是不是从来没有关注过？面对这位最熟悉的"陌生肺"，就让肺部侍郎带领大家一起走近她、了解她吧！

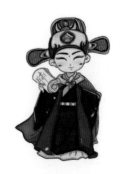

呼吸的重要性

当思念成灾，我们会说"想念是会呼吸的痛"；当看到美景，我们会说"这真是美到窒息"；当形容美人姿态，我们会写"含辞未吐，气若幽兰"；而当伤心流泪，痛不欲生，我们又会说"心痛到无法呼吸"。

呼吸，与生俱来，是生命的基础，我们早已习惯呼吸的存在，但却很容易忽视它。正在看本文的你是不是也从来没有思考过：呼吸是什么？呼吸有什么作用？呼吸是怎么起作用的？呼吸出了问题我们会怎么样？我们该如何保护好呼吸？……

本节，由肺部侍郎带领大家认识呼吸的重要性。读完本节内容，大家会对自己乃至对生命有一个全新的认识。

1 "肺"比寻常

我们经常听到这样一句话"生命在于运动"，大意和目的都是激励大家多进行体育锻炼、保持健壮的体格。其实，生命本身就是一场奇妙的运动。

生命是一场物质运动，通过新陈代谢，生命和周围环境不断进行着物质交换和能量流动，简而言之，人通过新陈代谢而活着。而人体作为精妙复杂的有机物质体，不断进行着高度复杂但又有条不紊的新陈代谢活动，这些代谢活动说到底就是通过有氧呼吸将有机物质氧化释放出能量，最后形成二氧化碳和水的过程，可见有氧呼吸是新陈代谢的必备前提，是推动生老病死的原动力。

2 "肺" 常之处

氧气是什么？氧气是生命活动的原料；呼吸是什么？呼吸是我们活着的保障；肺是什么？肺是完成呼吸的人体部件。生命体从空气中获取氧气，机体细胞利用氧气完成新陈代谢，都离不开完整的呼吸系统和健全的呼吸运动。

呼吸系统这一整套的人体部件复杂而精细，主要负责完成气体输送和气体交换。

空气中的氧气进入人体，二氧化碳从人体排出，依靠的就是肺的气体输送功能，即通气功能。这个功能厉害在通过一呼一吸就能实现，执行单位主要是鼻、咽、喉、气管、支气管以及肺。这个过程我们不仅能够感知，也能自我调节。跑步的时候，我们能感觉到呼吸的加快、加深，深切感受到呼吸运动，那是因为跑步需要消耗更多的能量，需要更多的氧气参与，同时排出更多的二氧化碳。紧张的时候，可以通过调节呼吸深度，比如通过深呼吸来平复情绪。

换气功能也同样厉害，换气发生在肺泡与肺泡毛细血管网之间，在这里薄如蝉翼的肺泡和毛细血管能将空气中的氧气瞬时释放入血液，而血液中的二氧化碳则即刻进入肺泡，再通过通气功能排出。这个转换的过程，可以说是高效的典范。

氧气进入血液，通过循环系统运送到了人体各个组织直至细胞，机体有了原料——氧气，又能继续正常运作了。

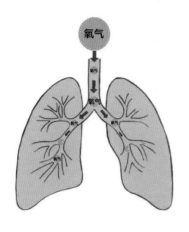
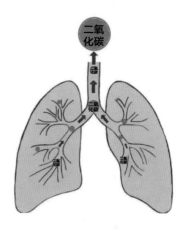

如果呼吸过程中任一环节出现问题，最终都会导致机体氧气不足和二氧化碳潴留，引起低氧血症和高碳酸血症，这会导致什么后果呢？最直接的是我们会感觉到气不够、憋喘，甚至胸闷、头晕、晕厥等。不仅如此，人体的器官比如大脑、心脏、肾脏等，它们就无法正常工作了，紧接着就会出现器官功能衰竭，甚至危及生命。

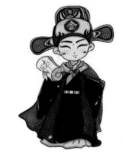

现在，就让可爱的书宠——肺部侍郎，带着大家一起来重新认识呼吸的本质，从不同角度了解呼吸的一些热门和冷门知识，探索科学的呼吸技能，从而成为一名"肺"凡高手。

肺|部|侍|郎

如果人生的本质是一段旅程，那么生命的本质就是一场运动，而呼吸则是这场运动的原动力。

氧气的通行码

天地玄黄，宇宙洪荒，这是我们的世界，这个世界里不仅有日月星辰，还有万物生灵。草木有气孔，鱼儿有鳃，哺乳动物有肺，我们不仅共同生活在地球上，所有生命体还都有一个相同点，那就是呼吸。

人来到世间都伴随着啼哭，啼哭的瞬间便有了呼吸，而第一声"哭"就是我们拥有主动呼吸的标志。这时，我们的肺就正式开启终生服务，是人体和外界空气沟通的枢纽。

1 氧气在"肺"的通行码

氧是需氧生物生存必备的元素，是细胞产生能量的重要原料，肺的通气功能就是为了保证机体能摄入氧气并排出二氧化碳。我们的肺为了这个目标而工作，成为"迎来送往"的交通枢纽。

上一节对呼吸的过程做了简单介绍，这里就书接上回，肺部侍郎来给大家详细讲讲氧气如何凭借通行码实现在人体内的输送。

如果说"肺"是个车站，那么肺内的气管、支气管就是站台外的通道，当人体吸气时，空气作为乘客通过鼻、咽、喉等通道无差别地进入车站，最终通过支气管分散去往各个站台，等待一个个红细胞客车将其中的氧气接走。

这些客车运行快速，却不会接错乘客，这就是车厢内乘务员——血红蛋白的作用：氧气由氧原子组成，其简单又特殊的结构构成了通行码，经血红蛋白乘务员扫码识别后迅速上车，每一节红细胞客车载入 4 个氧气分子后出发前往身体各处。

无数的客车有条不紊地发往全身各处，每到一站，氧气乘客便会凭借结构通行码，根据该站的氧浓度需求，按数量下车奔赴工作场所。

在这个过程中，需要站前的通道畅通无阻、车站本身结构合理不拥挤、站台运作正常、车辆有条不紊，氧气乘客的运送才能环环相扣，配合默契。如果站前、站台、车辆任何一个环节出现问题，那么氧气乘客即使揣着特殊通行码，也不能精准到达各个部位，人体就会响起警报。

当然，还有一种特殊的情况。我们的站前、站台都没有问题，只是我们的乘客换成了一氧化碳，它是煤气的主要成分之一，一氧化碳有骗过车厢血红蛋白乘务员扫码的本领，就会占据原本应该由氧气乘坐的车厢去往身体各处，最后人就会发生煤气中毒，这实际也是导致人体严重缺氧的过程。

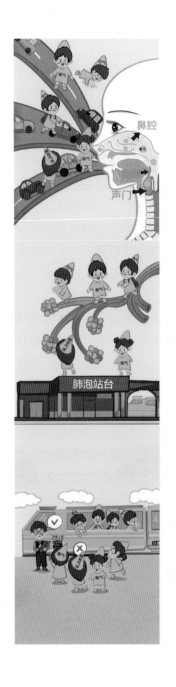

鼻腔、会厌、声门是氧气乘客进入车站前的马路和广场

支气管则是车站大堂通往肺泡站台的路

氧气乘客在血红蛋白乘务员的招呼下，凭通行码到肺泡毛细血管的一趟趟客车上

2 "肺"常之旅

　　本节，肺部侍郎带大家游历"肺"这个车站，了解氧气是如何凭通行码实现从外界到体内的输送。热爱从了解开始，珍惜从现在开始。

　　我们的健康首先要有充足的氧，而这个先决条件则依赖肺的正常工作。只有了解，才能在疾病发生时懂得是哪个环节出现问题，并有效寻找解决办法。

肺|部|侍|郎

　　向左、向右、向前看，车要拐几个弯才来，我等的氧，他来自风和远方，他排着队，拿着呼吸的通行码。

二氧化碳不是废气

书接上回，人的肺是呼吸过程中至关重要的枢纽。空气中持有通行码的氧气，被红细胞中的血红蛋白识别后进入人体循环。那么，二氧化碳呢？是我们常说的废气吗？是人体不接纳的气体，古人所说的浊气吗？本节就听肺部侍郎深入浅出地聊聊吧。

1 二氧化碳，你是谁

中文名：二氧化碳。

英文名：CO_2。

花名：温室气体、干冰（固体时）。

属性：碳氧化合物。

体貌特征：无色无味。

性格特点：性质稳定，自身不能燃烧，也不支持燃烧，属于酸性氧化物，与水发生反应形成碳酸。

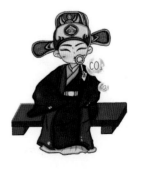

通过这段介绍，我们对二氧化碳有了一个大概的认识。由于它具有性质稳定、熔点及沸点低、热稳定性高的特点，因此，被广泛应用于日常生

活和工业生产中。比如用于制冷剂制造、食品保存、灭火及烟雾效果制造等，还有就是用于制作年轻人都爱的爽口碳酸饮料。工业上，二氧化碳可作为多种冷冻器械的气源和器械加工的惰性气体保护剂；医疗上，二氧化碳可用于生产皮肤科经常用到的二氧化碳激光器。用处可真是多种多样呢。

空气中二氧化碳的比例是 0.03%～0.04%，正常呼吸空气，并不会发生二氧化碳中毒。但人在高浓度二氧化碳环境中，因为浓度差改变，体内的二氧化碳难以排出，就有可能导致二氧化碳中毒，会出现头晕、嗜睡等症状，严重时甚至会出现昏迷。

总而言之，二氧化碳本身并不是有害气体，在我们的生活和工作中还有着很多不可或缺的作用。

2 二氧化碳，你好，请排好队有序离场

既然人体的新陈代谢是氧气将营养物质氧化分解，释放出能量，同时产生二氧化碳和水的过程，那么，细胞工厂完成工作后，这些二氧化碳何去何从呢？

二氧化碳进入血液后，绝大部分与血红蛋白结合而在体内运输，最终被运送至"肺"这个大车站，二氧化碳在这里与血红蛋白解离进入肺泡，然后通过呼吸道排出体外。

可见，在二氧化碳排出的过程中，只有溶解形态的变化，并不会携带身体其他代谢产物。纵观整个过程，二氧化碳是无毒的。如果排出二氧化碳的过程出现了障碍，比如患有支气管哮喘、慢性阻塞性肺疾病（简称"慢阻肺"）等，细小的支气管会出现狭窄，二氧化碳排出不畅，体内二氧化碳就会蓄积，人就会出现疲倦乏力的症状，甚至出现幻觉、胡言乱语，严重的甚至发展为昏迷等肺性脑病。

那么，人体一味地排出二氧化碳，是不是就能一身轻松了呢？并不是！事实上，二氧化碳在人体内还起到了维持酸碱平衡的积极作用。假如我们不停地呼气，将二氧化碳过度排出，就会出现呼吸性碱中毒（相当于溶于体内的碳酸减少），也会出现头晕、眼花，甚至四肢麻木、抽搐等症状。

听完肺部侍郎这一通的絮叨，大家是不是明白了一个道理——二氧化碳本身无毒，只是人体的一种代谢产物。但是它在人体内还是要维持合适的压力和含量才能维持人体正常的酸碱平衡，才能让人体这台大机器有适宜的环境维持正常的运行。

所以，重点来了，二氧化碳是人体的代谢产物，但并不是我们认为的废气！

肺|部|侍|郎

人体是一门平衡的艺术，恰如其分才是爱，乏和滥皆是害。

第四节

呼吸运动

你知道世界上什么最能受气吗？肺部侍郎来告诉你，是肺，肺最能受气。

正常成人的肺活量会因为人的性别、年龄、身高、体重和运动量的不同而不同，女性为 2 000～2 500ml，男性为 2 900～4 000ml，类似于左右各有 1 瓶 1.5L 的瓶装水容积。而更令人惊讶的是，我们的肺容量会在不同状态下发生巨大变化，平静呼吸时，1 分钟的肺通气量约为 8L；而在活动甚至极限运动时，却能达到 70～120L！这相当于两辆小型汽车的燃油箱大小。

所以，在这么大的工作量下，呼吸也有资格成为一种运动啦！

1 别拿呼吸不当运动

皮老虎的鼓风原理是通过外力改变皮囊的体积产生气流。肺也是一样，改变胸廓体积的力量来自参与呼吸的肌肉——呼吸肌，这是一组肌肉群。

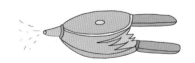

这组肌肉群的成员丰富，有肋间肌、膈肌、胸锁乳突肌、腹直肌以及腹横肌等。

呼吸运动是一项高效又节能的活动，正常情况下，不需要这么多肌肉都参与到呼吸运动中。而且一次呼吸运动，正常情况下，只有吸气是主动过程，呼气则是被动过程。

下面，就让我们来看看吸气和呼气的分解动作。

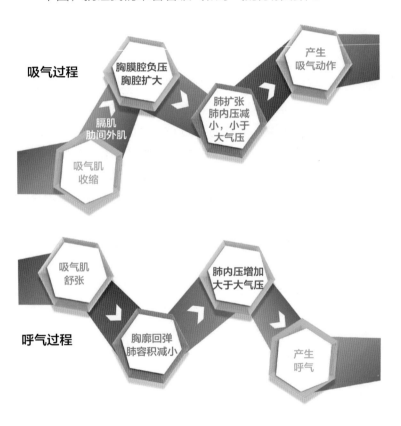

从流程图中可以看见，正常状态下的吸气运动是需要肌肉运动的主动过程，而呼气运动则是肌肉舒张和胸廓弹性回缩的

被动过程，妥妥的节能又高效、事半而功倍呢！

2 呼吸能通过锻炼提高吗

呼吸功能是可以通过科学的锻炼得到提高的，也可以在肺功能受损时通过呼吸训练、强化呼吸肌来达到改善部分呼吸功能的目的。

肺部侍郎列举两个简单的例子。

水族馆的美人鱼表演者是不携带设备在水下作业的，需要在专业教练指导下进行呼吸训练。通过腹式呼吸训练、暂停呼吸训练、延长呼吸时间训练来强化膈肌、辅助呼吸肌肉的肌力，以达到增大吸气量，延长呼吸周期的目的，最终实现在水下表演。同理，在海洋科考、水下探险等领域，常见的潜水员也需要经过专业的水下呼吸训练才能胜任。

另一个例子是慢性阻塞性肺疾病患者，因为肺功能受损往往有呼气困难的症状。我们可以在规范用药的基础上，科学地运用肺康复的方法指导和强化呼吸运动，同时使用口服中药、传统功法锻炼等多种方法来营养和强化呼吸肌，最终达到呼吸运动锻炼、改善呼吸困难等目的。具体的方法，有兴趣的读者可以翻看第三章、第四章的相关内容，肺部侍郎都有详细讲解。

呼吸是天地之间的生命气息。邀请大家一起听一首悠扬的歌，听一曲婉转的笛声，用心感受这些通过气息变化而转化成的听得见的呼吸。一起来感受呼吸运动，感受生命的奇妙吧！

肺的秘密

"你一定要走在我左手边，这是距离我心脏更近的位置，我想把你留在心底。"这是经常听到的土味情话。事实上，距离心脏最近的就是我们的肺，肺和心脏共同居住于我们的胸腔，这是人体同等重要的两个器官，其重要性在前面的内容中已经讲述和分析过了。除此之外，你知道吗？肺也藏着许多秘密。

1 肺，一些众所周知的秘密

首先，肺部侍郎要来纠正一点就诊的小误区，我们的气管是从喉部环状软骨（相应体表位置在喉结下方）开始的，属于下呼吸道，区别于鼻、咽、喉的上呼吸道。所以，我们平时感觉到的咽痛、咽部异物感、鼻塞、喷嚏等症状，需要到耳鼻喉科就诊，而咳嗽、咳痰、气喘等症状则需要到呼吸科就诊。

气管、各级支气管和肺组织的结构非常有趣，犹如一棵倒挂的树。C 形的软骨环包裹在气管、支气管表面，使得气管、支气管既有了有力支撑不会塌陷，又有一定的柔软度、伸展度和活动度，能让气管、支气管适应机体的活动，同时也能让气管、支气管的肌肉发挥排痰的作用。

气管进入胸腔后，分出左主支气管和右主支气管，随后再逐渐分为肺叶支气管、肺段支气管，以后再反复分支，越分越细，形成支气管树；而数量众多的肺泡腔则类似于树叶，从而形成庞大的树冠。将所有的树叶——即肺泡全部展开铺平，面积可高达 100m²，因此能够完成人体每天约 10 000L 气体交换的任务。

肺组织是能胜任如此多气体交换工作的重要器官，但重量却相当轻，甚至可以用轻盈来形容，因为它 90% 的空间都是空气，而且质地软，富有弹性。同时，肺也十分娇气，极易受到各方面的伤害，不仅细菌、病毒能伤害肺，污染的空气、香烟烟雾、植物花粉等刺激物或过敏原也会引起呼吸系统疾病，甚至仅仅是温度和湿度的变化，也会引起肺的极度不适。中医认为"肺是娇脏"，可谓贴切形象。

由此可见，容量巨大、功效强大却又娇弱敏感的肺，两面特点鲜明，需要你加倍地呵护！

2 肺，那些不为人知的秘密

肺分左肺和右肺，分别居住在胸腔的左右两侧。良好身材的一个前提，就是胸腔外观对称而饱满，但其实左肺和右肺大小并不相同。

右肺由右上叶、右中叶、右下叶三个部分组成，而左肺由左上叶和左下叶两个部分组成，因此体积上左肺要小于右肺。原因很简单，左侧胸腔还居住着心脏，空间相对有限。

肺泡也有自己的秘密。肺泡表面布满湿润的活性物质，使得肺泡保持张开的状态，以维持正常的生理功能。此外，肺泡里面还住着许多有用的细胞，发挥着免疫保护的作用。

作为爱干净的资深代表，处于开放状态的肺，却常常要受到外界的影响，比如天气的剧烈变化、微生物的侵袭、环境中粉尘颗粒的吸入等，累积到一定程度后，我们可能会出现咳嗽、咳痰等症状，这是肺在给我们警示。咳嗽和咳痰的动作也是自我保护的一种机制，咳嗽的动作有利于气管、支气管肌肉层挛缩，同时通过支气管表面的纤毛摆动将被免疫细胞吞噬的脏东西向上排出体外。

因此，出现咳嗽和咳痰，并不都是不好的事情，相反，咳出脏脏的痰液是帮助肺恢复干净的有效机制。所以，在咳嗽早期，是不建议马上使用强力镇咳药的。

最后再讲一个小秘密。居住在胸腔内的肺，虽然有较大的柔韧性可以通过容积的改变完成气体交换，但是人体最大的呼吸肌却是膈肌，就是通常所说的胸腔底、横膈膜。所以，假如吃得太饱或者大便不通畅，就会把横膈膜顶起来，也会影响呼吸。因此，不要暴饮暴食、保持大便通畅也有助于畅快呼吸。

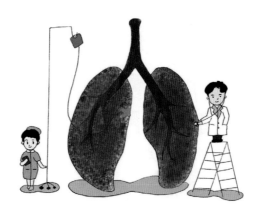

其实肺的这些秘密，我国古代医家早已有精辟和细致入微的总结。如肺位于胸腔，覆盖五脏六腑之上，位置最高，所以，肺有"华盖"的称谓。因为它有免疫的功能，也被称为人体的"藩篱"。肺的形态是：肺上连气道，开窍于鼻，外通大气，其形如蜂巢。呼吸运动的特点是：吸之则满，呼之则虚，是为清虚之脏。是不是简练又形象？

好了，肺部侍郎讲了这么多，怕大家记不住，顺手编几句顺口溜，给大家再加深一下印象。

1. 肺叶柔弱似娇娥，精心呵护最紧要。

2. 两边肺叶有大小，右边大来左边小。

3. 肺泡小来作用大，别个爱干我爱湿，全靠表面物质把效显。

4. 文明咳痰非小事，肺病先把痰来清。

5. 胸腔在上腹在下，通便也能气机畅。

肺部侍郎

肺与生命"息息相关"，她的秘密就是我们生命的秘密。

2

第二章

呼吸之痛

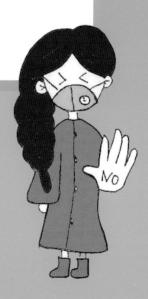

呼吸是人与生俱来的本能，然而，烟草的时时戕害、雾霾的频频侵袭、尘螨的常常挑衅，都会让人们感受到"呼吸之痛"，尤其是慢性呼吸系统疾病患者和过敏体质人群。有些"痛"，我们知道但不懂得怎么避免；有些"痛"，我们可能不熟悉、不知道，最终会变成"呼吸之伤"甚至"呼吸之殇"。本章，就让肺部侍郎带大家去了解呼吸之痛，熟悉肺之喜恶，更好地轻松呼吸。

如影随形的伤害——雾霾

雾霾是近年来大家再熟悉不过的词，曾上榜"年度关键词"。其实雾霾自古就有，现在之所以引起大家的重视，要归咎于它对人们生活、健康的重大影响，特别是在诱发、加重呼吸道疾病方面的"特殊贡献"。空气是人的生命之源，但雾霾来袭，每吸一口气都让人满满的酸爽，眼、鼻、咽喉发痒，咳嗽不已，且避无可避，所以雾霾是如影随形的伤害。

1 雾霾，你是何方神圣

雾霾，顾名思义就是雾和霾的合体。雾，指在接近地面的、由空气中的小水滴或冰晶组成的水汽凝结物。霾，从字的形体上可以看出，是风夹着雨土的意思，即空气中悬浮着灰尘颗粒（夹杂二氧化硫、氮氧化物和可吸入颗粒物）而变得浑浊。雾霾合体，就是小水滴＋可吸入颗粒物，形成气溶胶。字面上看似乎很美，现实是雾霾笼罩，人近在咫尺，却看不见彼此！

形成雾霾的元凶是可吸入颗粒物，其中的代表是大家熟悉的 PM2.5。PM2.5 是指空气中粒径 ≤ 2.5μm 的颗粒物。别看其粒径小，但表面积大、活性强，容易附带有毒、有害物质

（例如重金属、微生物等），且在空气中的停留时间长、输送距离远，因而对人体健康和空气质量的影响极大。

雾霾在久远的刀耕火种时代就已经有了，随着人们生产活动日益频繁、化石燃料使用增多，空气中的有害颗粒不断增加，如汽车尾气、燃煤、冶金、化工厂排放的粉尘废气、建筑工地产生的扬尘等，都是雾霾颗粒的重要来源，雾霾逐渐成为人类健康的重大威胁。在工业化、城市化的发展过程中，如不注意环境保护，就会看到"雾霾笼罩千城阙，万里江天不见蓝"。

雾不是霾，霾不是雾，当它们狼狈为奸，呼吸就真的难了。

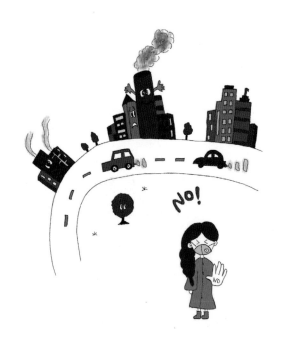

2 雾霾伤肺有几何

雾霾天里，最先受伤且受伤害最深的总是肺。

PM2.5 随着呼吸进入气道，所到之处，皆是伤害。雾霾从口鼻而入，首先刺激鼻部、咽喉、气管，引起口、鼻、咽喉发痒，人就会打喷嚏、流鼻涕、感觉喉咙有痰或者有异物感，甚至出现咳嗽、咳痰等表现。若患有哮喘、慢阻肺等呼吸系统慢性疾病，这种时候很容易气喘发作或者加重。

雾霾中还混合了花粉、螨虫等容易引起过敏的成分，过敏体质的人容易出现咽痒、鼻痒、咽喉痒、皮肤痒，甚至喉头发紧、哮喘发作等过敏症状。此处要注意，喉头发紧、气喘是严重过敏的危险信号，一旦出现应立刻到医院进行处理。

颗粒物进入肺部并沉积，刺激、损伤肺部，可引起支气管炎、肺炎，人就会出现咳嗽、痰多、气喘、胸闷等不适。雾霾反复刺激，容易引发呼吸系统慢性疾病，如慢阻肺、哮喘等。

此外，科学家们也证实了长期吸入雾霾对心脑血管、神经功能也有危害，能增加癌症的患病风险。真是想想也觉得可怕！

霾深深，雾茫茫，眼前一片灰蒙蒙。难呼吸，呼吸难，宅家运动保肺安！

3 防雾霾，保肺康，轻松呼吸有妙招

雾霾是无处不在的"健康杀手"，怎么应对雾霾呢？肺部侍郎来教你几招。

1. 减少接触　雾霾天要紧闭门窗，尽量避免户外活动和户外作业，减少吸入颗粒物。若要通风，尽量选择在雾霾相对

较轻的时段短时开窗。

2. **戴口罩** 不得已要出门时，要佩戴口罩，并且选择防霾口罩，比如 KN95 或者带过滤器的口罩，可有效过滤空气中的颗粒物，减少颗粒物的吸入。

3. **戒烟** 香烟烟雾是室内 PM2.5 的重要来源，遵守禁烟条例，积极加入禁烟队伍，也是为治理雾霾积极贡献力量。

4. **烹饪少油烟** 日常的厨房油烟，也是霾成分的一部分。减少高温、高油爆炒的烹饪方式，不使用柴火、秸秆等方式取火，也能减少颗粒物的吸入。

5. **使用空气净化设备** 对有老人、小孩或者体弱多病者的家庭，可以考虑雾霾天气时使用空气净化器或空气净化系统。

雾霾天气少出门，佩戴口罩可过滤。室内门窗需紧闭，空气净化用起来！

肺|部|侍|郎

雾里看花，水中望月，蓦然回首，雾霾却近在咫尺；科学防霾，减少外出，佩戴口罩，不要让霾来伤害。

肺的大敌——吸烟

老王是个老烟民，熏得焦黄的手指，满口发黑的牙齿，还有整个人从内而外透出的烟味，都是吸烟几十年的证明。老伴和子女都苦口婆心地劝他戒烟，可老王从来都当是耳旁风。毕竟，"饭后一支烟，赛过活神仙；饭后十支烟，风度又翩翩"是他的口头语。但是，最近老王也悄悄犯起了嘀咕，因为体检不仅发现了肺功能变差，还发现了肺部结节，医师也要求老王戒烟。这下老王是真的有点犹豫了：吸了几十年的烟，真的有这么大危害吗？

1 吸烟伤肺是大实话

吸烟危害健康早已达成全球共识，袅袅烟雾中含有 4 000 余种化学成分，其中数百种成分对人体有害，至少 60 种被列为致癌物质。在这些成分中，最为大众熟悉的有焦油、尼古丁、一氧化碳等，而鲜为人知的是，烟雾中还有放射性成分如钋、铅等，相当于<u>吸烟时你在接受辐射，如做胸部 X 线摄影一样</u>！吸烟伤肺可是途径多多！

吸烟首先伤害的是气管和肺。不知大家是否记得，以前农村灶头的烟囱，柴火燃烧后的青烟大部分排到空气中，但不少附着在烟囱里，形成一层又一层黑黑的灰。吸烟产生的烟雾通过气管和肺，会造成同样的伤害，吸烟者的肺是黑的，与不吸烟人粉嫩、柔软的肺区别不是一般的大。烟雾里面的颗粒刺激气管引起气管炎，一次伤害愈合后形成瘢痕，反复刺激瘢痕越来越多，气管内膜变厚，气流通过的通道就越来越窄，人会感觉到呼吸困难，逐渐发展成慢性支气管炎、慢性阻塞性肺疾病。也有些人因反复气管、肺部感染形成支气管扩张、肺纤维化等呼吸道慢性疾病，造成肺功能下降，而且这种肺功能的损害只会越来越严重，只是损害速度的区别，肺功能是不可能走回头路回到正常的。

吸烟是癌症发病的头号元凶。烟草中含有多种致癌物质，直接进入肺部造成伤害，增加肺癌的发生率，烟草中含有的放射性成分也是癌症的重要诱因。目前，肺癌患者的数量已居全世界肿瘤患病人数之首！不仅如此，吸烟还使口腔癌、鼻咽癌、食管癌、胃癌、喉癌、胰腺癌、结直肠癌、白血病等肿瘤发生率大大增加。在这个谈癌色变的年代，任何增加癌症风险的东西都让人避之不及，你还有勇气拿起那根烟吗？

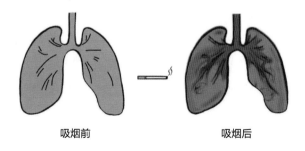

吸烟前　　　　　　　　　吸烟后

吸烟不只伤肺。吸烟还和高血压、心肌梗死、冠心病、动脉粥样硬化、糖尿病、脑卒中等的发生密切相关。除此以外，吸烟还加速皮肤衰老和脱发，影响生育功能，并使畸形胎儿的发生率大大增加。

吸烟还有让人欲罢不能的威力。这是因为烟草中含有一种成分——尼古丁，又称烟碱，会导致人烟草成瘾，是老王成为戒烟困难户的重要原因。不止老王一个，千千万万的老王在长久的吞云吐雾中积疾难返。

我国每年有 100 多万人因烟草失去生命，超过因艾滋病、结核、交通事故以及自杀死亡人数的总和。吸烟的危害是公认的和明确的，会不会发生在你的身上，不过是概率问题。邻居抽烟的李大爷能长寿，不代表你也能，并且大概率是不能的。肺部侍郎还是劝导大家千万不要拿身体当赌注，因为结局一旦产生，就无法改写。

健康，随烟而逝；病痛，伴烟而生。希望香烟包装上的警示图片，真的能惊醒还在抽烟的你。

2 无烟烟草和电子香烟的谎言

大众对无烟烟草可能比较陌生，顾名思义，无烟烟草是不产生烟雾的烟草制品，主要是鼻烟和咀嚼烟。一般是将烟草制作成粉末，加入香料，采用经鼻吸入或咀嚼的方式吸食。看似新奇，其实 20 世纪 80 年代已开始在美国、印度等国家流行。与传统香烟相比，"无烟"是最大的优势，有害物质相对较少。然而，无害只是个谎言，无烟烟草通过咀嚼或经鼻吸入，仍然会释放尼古丁，其含量比传统香烟还要高，所以人更容易成瘾。同时，烟草中含有的各种致癌物，在经鼻吸入和咀嚼过程中释放，同样会明显增加癌症的发生率。

电子烟的危害更是不容小觑，这是一种模仿卷烟的电子产品，加热吸入后形成烟雾，依然含有尼古丁，同时还含有多种挥发性的有害物质。但它靠着新颖的外观、诸多添加口味的时髦选择，以及"电子烟无害""电子烟吸入的只是水蒸气"等虚假广告的诱惑，在全世界烟民中迅速流行起来，尤其吸引了很多年轻人的目光，迅速扩大了市场，使控烟形势更加严峻。

其实和传统香烟相比，除了尼古丁等物质的危害，无烟烟草、电子烟等为了追求各种口感，会添加多种化学成分，这些化学成分之间还会发生未知的化学反应，引起的健康危害更不确定。

不一样的选择，一样的危害，无烟烟草、电子香烟并不是戒烟不戒瘾的法宝。

3 二手烟的危害超乎你想象

二手烟也叫被动吸烟，是不吸烟的人吸入了吸烟者烟草产品燃烧的烟雾。这个不吸烟的人，要吸入由吸烟者呼出的和香烟本身燃烧的双重烟雾，遭受"混合双打"，伤害不言而喻。而遭受这种伤害的不仅有成年人，还有儿童甚至是孕妇和胎儿。

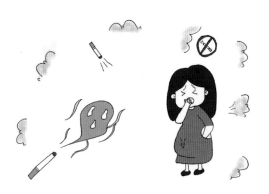

人是社会性动物，或多或少地要参与社会活动。公共场所或者家庭环境吸烟者比率很高，也就意味着有更多的人被迫吸入二手烟。来看一组数据：50.9% 的室内工作者见到所在场所有人吸烟，44.9% 的人在家庭环境中吸入二手烟。二手烟最严重的地方是网吧、酒吧、夜总会和餐馆。一人吸烟，全家受伤；一人吞吐，全场同吸，最终是"同吸烟，共命运"。所以，室内公共场所禁烟真的是刻不容缓。

　　道理很简单，吸烟不仅仅是个人行为，还会伤害到你的亲朋好友，影响你的钱包，是绝对不划算的行为。

　　戒烟这件事，还是要趁早，是给自己的爱，也是给家人的爱。

肺|部|侍|郎　　　　吸烟为致病之首恶，控烟为防病之首善。

厨房里的隐患

五十多岁的程阿姨退休了，却闲不下来，做家务、带孙子，还要张罗家里的一日三餐。生活虽然忙碌，却也充实快乐。数月前程阿姨开始咳嗽，咳了很久都不见好，在厨房炒菜时更加明显。最近情况更加严重，接触到冷空气、刺激性的味道都会咳得停不下来。忧心忡忡的程阿姨来到医院就诊，才知道竟然是厨房油烟在作祟！

1 煮饭也有风险

厨房是家庭生活最有温度的地方，很多人说"做饭是一种心情"，为一家老小准备丰盛的餐食是一种幸福，研究结果也显示，爱做饭的人活得更久。然而，厨房也是个暗藏危机的地方。

中国菜讲究的是煎炒烹炸，广州人炒菜更是讲究高温翻炒有镬气，其实都离不开加热食用油，不可避免地会产生油烟。油烟是混合型污染物，其颗粒细小，可以随空气被吸入肺中。细小的油滴包含有 200 多种成分，其中多是有害物质，如醛类、酮类、醇类以及二烯烃、多环芳烃等，会刺激呼吸道，所以部分人炒菜时会出现咳嗽。油烟长期刺激，呼吸道会出现慢性炎症，导致呼吸道对刺激性气味反应更加敏感，会引起支气管痉挛，出现咳嗽、胸闷、呼吸困难等哮喘症状。长期、反复的慢性炎症会改变呼吸道的结构，最终发展为支气管扩张或者慢性阻塞性肺疾病，这也是很多非吸烟厨娘们患上慢阻肺的原因之一。

与吸入烟草的烟雾一样，厨房的油烟里含有很多有毒的物质，长期吸入油烟会增加致癌风险。在女性肺癌患者中，不吸烟的占 53%。而女性除了遗传因素以外，一个很大的危险因素来源于厨房的油烟。在农村地区，烹饪还是以女性为主，厨房通风排烟能力有限且传统炉灶需要烧柴，更容易吸入油烟和燃烧物的双重烟雾，危害是不言而喻的。

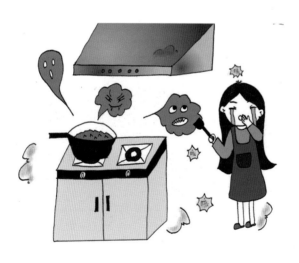

因此，长期鏖战厨房的厨神，一旦出现咳嗽不适，还是需要尽快就医！

2 油烟中还有哪些不易被觉察的危害

厨房油烟除了会引起呼吸系统疾病，最重要的关键词就是油腻了。高温加热时吸入过多油烟，即短链醛、酮、酸、醇等有害气体的混合油颗粒，往往会让厨房的主角面对自己的杰作失去食欲，并且疲惫乏力，失去品尝美食的兴趣，这是内油腻。而最令厨娘害怕的是油烟还会黏附在皮肤上，造成毛孔阻塞，加速皮肤组织老化，导致肌肤粗糙、出现皱纹、黑色素增多并转变为色斑。更要命的是，<u>油烟对人体的影响随着接触时间增长而增大</u>，也就是说，接触或吸入油烟越多，危害就越大，也越油腻。换句话说，经常下厨的人有可能老得更快！

除此之外，鼻咽腔长期接触烹饪油烟，会刺激鼻咽部黏膜反复出现抗氧化损伤，相应的出现慢性鼻炎、慢性咽炎等慢性炎症损伤；同时，油烟中高温燃烧释放出的多环芳烃、杂环胺类、丁二烯等有毒物质还会降低和改变人体免疫力，导致癌症的发生率增加。如在长期接触油烟的人群中，罹患鼻咽癌、乳腺癌、膀胱癌的概率也较正常人高。另外，厨房产生的油烟是有机物不完全燃烧的产物，其颗粒物会降低孕妇的肺功能，增加孕妇肺部疾病，使之为胎儿提供的氧输送不足，容易导致流产、早产、低体重儿等情况的发生。一旦发生，是全家人的伤痛。

不说不知道，一说吓一跳，原来厨房这方寸之地，既是你厨艺的秀场，也可能是你颜值和健康的埋葬场。

3 如何让煮饭变得幸福快乐又健康

其实也很简单，可以从减少油烟产生、加快油烟排出以及做好个人防护这 3 方面着手。

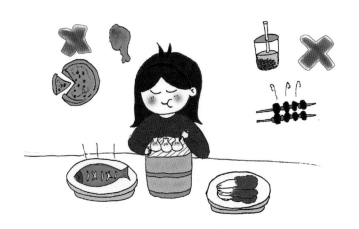

1. **减少油烟产生**　没有精炼过的油和用过的油含杂质多，烟点低，炒菜时会产生更多的油烟。首先，我们不要使用已经用过的食用油，推荐使用食用植物油，减少动物油比如猪油的使用。其次，我们也可以改变烹饪方法，减少猛火快炒的菜品，如果需要炒，可以将锅先烧热后倒入冷油，接着把菜放进去翻炒，可以避免油温过高产生油烟及对身体有害的物质。最后，提倡选用蒸、煮、炖、凉拌等做菜方式，"多喝妈妈做的汤，少惦记炒牛河"。

在使用薪柴、秸秆、煤炭等作为燃料的地方，人们更是要注意转变煮饭炒菜的方式，比如选用无烟煤，减少秸秆燃烧，改用电磁炉等，都能减少因燃烧植物或煤炭产生的烟雾。

2. 加快油烟排出　保持厨房的通风，及时将油烟排出是关键。这时候吸力强劲、性能良好的抽油烟机是关键，炒菜过程中能及时地抽吸油烟，最大程度地减少油烟的外溢。并且，在开火前就打开抽油烟机，炒完菜应继续让抽油烟机工作 5～10 分钟，能保证剩余的油烟都被充分吸走。做饭的时候还要开窗通风，使空气流通，减少局部油烟密度。

3. 做好个人防护　炒菜时佩戴密闭式口罩隔绝油烟，理论上安全性高，但可行性不高，毕竟我们还要边做边尝试味道，但作为新时代新厨娘、新煮夫，炒菜和煎炸时还是可以戴个烹饪帽子，穿上长袖，戴好围裙，做饭的仪式感从穿戴开始。之后及时换掉罩衣，定时清洗，或出厨房之后清洗手和脸，能减少油烟的黏附，以减少油烟对皮肤的伤害。

记住三多一少：多抽吸油烟，多清洗护肤，多蒸煮，少煎炒，你也可以做美美的健康大厨噢。

肺|部|侍|郎　千事万事，吃饭是大事；厨房隐患不可忽略，油烟危害还须警惕！

都是鲜花惹的祸

　　"竹外桃花三两枝，春江水暖鸭先知"，王女士也想将春天带回家，就买了两束鲜花，其中的香水百合不仅花开艳丽，还香气扑鼻，令人赏心悦目。可是，她的儿子小明却高兴不起来，不停地打喷嚏、流鼻涕，甚至觉得有些胸闷，透不过气。王女士赶紧带着儿子到医院就诊，医师详细了解了起病过程，说这是过敏，和鲜花有关。啊？王女士惊讶得不行！肺部侍郎慢慢跟她解释了一番。

1 美丽的鲜花并非每个人都有福享受

　　爱美之心，人皆有之。但鲜花对一些人来说却是不友好的，因为花粉是常见的过敏原之一。尤其是草长莺飞、柳絮飘飘的季节，对哮喘、过敏性鼻炎患者来说可能是灾难。小明出现的反应和症状，就是对花粉的过敏反应！

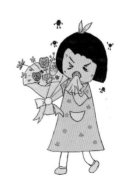

　　当正常人接触花粉时，人体会将花粉识别为外来物，并启动清除机制，通过打喷嚏、咳痰的方式将花粉清除出

去，不容易造成伤害。而对花粉过敏的人接触花粉时会产生过敏反应，主要是上下呼吸道和眼部及皮肤的症状。花粉过敏性鼻炎容易出现鼻痒、频繁的喷嚏、流鼻涕，甚至鼻塞影响呼吸。花粉过敏性结膜炎则会导致人眼睛瘙痒、眼周肿胀、反复流泪。花粉过敏性皮炎则会导致人皮肤出现荨麻疹、明显瘙痒。最严重的就是花粉过敏性哮喘，人会出现阵发性咳嗽、胸闷，甚至呼吸困难。所以过敏不是小事，千万不能小视。

花朵美丽的外表之下，还隐藏着伤人的刺，过敏人士须远离！

2 做一个惜花人有讲究

其实导致花粉过敏的往往是空气传播的小颗粒花粉，这些风媒花的花粉凭借风力漫天飘荡，接触人的皮肤、眼睛、口鼻等，引起相应的症状。有研究显示，导致中国儿童过敏性呼吸道疾病的最常见花粉是艾蒿、藜、豚草、芦苇等，北方的杨树、柳树、桦树、梧桐树也常可导致过敏。花粉过敏的人对环境中的花粉颗粒避无可避，而不仅仅是家里的鲜花，所以应该尽量减少去往植被丰富的地方，或者去时应穿长袖、长裤并戴好口罩、防护镜等。庭院减少相关植物的种植；观赏类花朵，让家人帮忙去除花蕊。

如果不清楚自己是否对花粉过敏，那么应该到医院的变态反应科或呼吸科做相关检查，明确过敏原；也可以通过自身经历自我总结，找到可能的过敏原。避免接触过敏原，才是预防过敏最有效的方法。

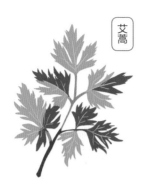

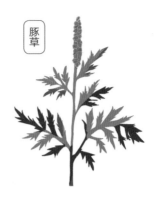

艾蒿

豚草

　　鲜花入室还有其他一些小贴士。好花还需绿叶衬，绿叶白天会进行光合作用，吸收二氧化碳释放氧气，让空气清新；但是到了晚上，绿叶就需要吸收氧气，并释放二氧化碳。另外，一些鲜花的香味过于浓烈，反倒会对人体产生负面影响，如百合花的香味会使人精神兴奋，容易造成失眠；月季花的香味浓郁，有人闻后胸闷不适、憋气；夜来香的香气可能会使高血压患者和心脏病患者感到头晕目眩。因此，室内养花不要放在卧房内，不要有浓烈的香味。花宜摆放在客厅或者通风较好的地方。

　　过敏的人要防花朵的花粉，也要防树木花粉，"杨柳青青著地垂，杨花漫漫搅天飞"的春天，对花粉过敏的你，观赏风景的同时，别忘了做好防护。

肺|部|侍|郎

　　花粉过敏无小事，防火防盗防鲜花；查清源头早医治，手拉手来把春游。

看不见的"刺客"

立春过后，气温回升，又到了岭南地区的回南天，玻璃是湿的，被子是湿的，哪里都是湿的。晒了一周的衣服还是没干，墙上长满霉斑。果然，南方的世界不只眼前的苟且，还有"湿"和远方。在这充满"湿"意的天气里，有着过敏体质的小明已是几天都睡不好觉了。不仅被子湿哒哒的让人不舒服，而且他还觉得皮肤瘙痒，鼻痒、打喷嚏、流鼻涕、咳嗽也全部袭来。小明非常崩溃，鲜花已经不能养了，家里还有什么看不见的过敏原吗？

1 家中看不见的"刺客"

除了鲜花，其实家里还暗藏了很多看不见的过敏原，最常见的就是尘螨和霉菌。

尘螨是螨虫的一种，又包括屋尘螨、粉尘螨和小角尘螨等。尘螨最喜欢的场所是卧室和粉尘大的厂房，所以卧室内的枕头、被褥、床垫、地毯、毛绒玩具和家具套等都是尘螨的乐园。在环境相对干爽、温度不高时，尘螨的数量和活跃度不高，人体不会觉得不适。但当环境温暖、潮湿，再加上人产生的皮屑没有及时清理干净，可给尘螨提供充足的食物，尘螨就会大量繁殖。

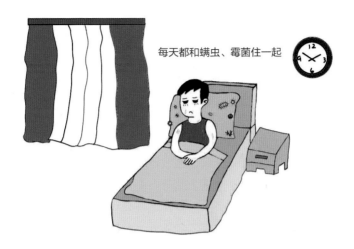

每天都和螨虫、霉菌住一起

霉菌是真菌的一种，容易滋生于阴暗潮湿的环境。在床上用品、木制家具、地板上面都容易生长，尤其是在温度升高、湿度增大的环境下更容易茁壮生长。而且霉菌会产生孢子，可以在空气中飘浮，通过这种方式播散，过不了多久就会发现家里已经全部被霉菌占据了，很多物品表面、墙面都变得霉菌斑斑。同样的，霉菌孢子也容易被人吸入和接触到，会成为致病的过敏原之一。

2 "刺客"伤肺有多深

我们离尘螨并不遥远，可以说是朝夕相处。尘螨喜欢在我们的床上安家，床上用品中残留着人体自然脱落的皮屑，是螨虫的美食。吃饱喝足的螨虫将排泄物留下作为交换，然后一起在潮湿的被窝中入睡。螨虫的一生都在床具上度过，不仅仅螨虫活体会导致人过敏，螨虫的蜕皮、螨虫尸体的裂解物及活螨的排泄物、分泌物等都会引起人体过敏，会出现皮肤瘙痒、荨麻疹、鼻痒、眼痒、鼻塞流涕，甚至咳嗽、呼吸困难等过敏症状。研究发现，尘螨是导致儿童哮喘发病率增高的原因之一。

霉菌对人体的影响就更大了。霉菌会产生大量孢子，这些物质在空气中飘浮，随时寻找合适的环境生根发芽。这些飘浮在空气中的孢子和菌体被我们吸入呼吸道后，不仅会像吸入尘螨一样产生过敏反应，还会诱发身体产生强烈的排斥反应，严重时会诱发重症哮喘。此外，真菌孢子和菌丝进入人体后，会把温暖、潮湿的肺作为基地，在其中生根发芽，造成真菌感染性肺炎，对于免疫低下的人尤为危险。部分真菌的代谢物对人体有毒，可能致癌。黄曲霉毒素是食物发霉后产生的毒素，误食后会出现急性中毒，引起肠胃炎、肝脏坏死；长期接触黄曲霉毒素，还会增加恶性肿瘤的患病风险。

看不见的"刺客"虽小，危害却大，不容忽视。

3 如何躲避"刺客"

家是我们温暖的港湾，防止"刺客"入侵，保护家人的健康，是每一位家庭成员的责任。肺部侍郎提示：改变环境是躲避过敏原最直接的方法，大家可从以下方面入手。

1. 保持室内干燥　回南天关闭门窗，避免室外湿气过多进入室内；其他季节开窗通风，保持室内空气流通。定时检查水龙头、水管等，防止漏水。还可以利用空调的除湿模式、除湿机等，降低室内的湿度。

2. 清洁卫生　床上用品如枕头、被子、床单等应定时清洗晒干，定期更换。如果是过敏体质的家庭，被子填充物尽量不选择含有生物蛋白成分的，比如蚕丝被、鸭绒被等。卫生死角也不能放过，墙角、空调滤网、毛绒玩具、地毯都是"刺客"的藏身之处。清扫时须佩戴口罩，避免吸入空气中扬起的过敏原及粉尘。

3. **室内植物摆放**　室内尽量不要摆放盆栽物，尤其是水培植物，潮湿的土壤和水肥里有可能隐藏着大量的霉菌。

4. **注意食物贮存**　食物应放置在干燥阴凉的地方，避免食物滋生霉菌；发霉的食物不能食用，要尽快扔掉以避免污染室内环境。

清洁、控温、除湿，是对付尘螨和霉菌的三大法宝；联合使用，效果更佳。

尘螨霉菌虽小，危害却不小；最喜温暖潮湿，干燥是法宝。

宠物，不只是可爱

闲暇时光，小窦喜欢在网上看各种猫猫狗狗的小视频。每每看到小动物可爱的模样，便勾起了小窦养宠物的愿望。可是家里人觉得宠物不卫生，带有很多病菌、寄生虫。诸多反对的声音让小窦犯了难，可爱的宠物真的会导致疾病吗？

1 宠物真的会导致疾病

养宠物可以让人身心愉快，但是不可否认，宠物身上可能携带多种病原体。猫狗身上有着松软的毛，在户外活动后有可能成为真菌、跳蚤、虱子的家。当人接触后，就会被叮咬或被传染疾病。狂犬病毒也可能隐藏在宠物体内，当人不慎被抓伤或咬伤时可能被感染。狂犬病一旦发病，接近百分之百的死亡率让人闻风丧胆。还有些人会养一些不常见的宠物，甚至是从国外偷运回来的，这些未经检疫的动物可能携带不明病毒或者病原体，从而引起疾病。绦虫、蛔虫、弓形虫等寄生虫感染宠物后，宠物成为中间宿主，传染给接触的人。

宠物还可能让你的肺受伤。鸟类宠物可能会携带像鹦鹉热衣原体等致病菌，导致鹦鹉热肺炎。猫皮屑、狗皮屑可能引起过敏体质的人发生过敏，出现打喷嚏、流鼻涕，甚至气管痉挛、哮喘发作等。

所以，宠物虽可爱，但饲养不当也会导致疾病！

2 养宠物的正确方式

宠物可能引起疾病，那是不是就不能养宠物了呢？非也！只要科学饲养宠物，是可以避免这些疾病的，而且饲养宠物对于身心健康有着意想不到的好处。那么，惹人怜爱的宠物饲养过程中应该注意什么？

1. 定期洗澡，保持清洁　宠物在室外活动较多，应该勤洗澡，检查皮肤有无真菌、寄生虫感染，及时用药杀灭驱除。同时家中应勤打扫，保持环境清洁。

2. 规律接种疫苗　疫苗的接种可以有效预防宠物患病，从而阻断疾病向人类传播。

3. 定期驱虫　定期对宠物进行体内外驱虫。处理宠物粪便时应戴手套，处理后应洗手。避免寄生虫的定植和传播。

4. 宠物出现疾病征象时，应及时就诊并注意隔离，接触时佩戴手套，避免疾病的传播。

5. 不要购买不明来源、未经检疫的宠物，以免其携带的不明病原体可能引发不可预知的疾病。更不要购买和饲养野生动物。

科学饲养宠物不会导致疾病，过度担心大可不必！

3 有些人确实不适合养宠物

对于患有过敏性疾病如哮喘、过敏性鼻炎、荨麻疹等的人，饲养宠物须谨慎。必要时，应在饲养前仔细检查自身的过敏原。

猫犬身上的毛发本身不会让人过敏，但是猫犬的口水中有一种蛋白，这种蛋白进入人体后，会使人处于过敏状态。猫犬经常会舔自己的毛发，这个动作会将口水里的致敏物质带到毛发中，当口水风干后，致敏蛋白遗留在毛发上，对此过敏的人接触后会引起过敏。此外，猫犬皮屑也有可能是过敏原。随着猫犬的活动，过敏原飘散遗落在家中的各个角落，造成家里过敏原含量显著增高。当这些过敏原随着空气进入呼吸道或散落在皮肤黏膜上，就可能刺激身体产生过敏反应，过敏反应可是可大可小的。

隔壁梁阿姨就是很好的例子。梁阿姨有一条养了多年的狗，感情很深，但她患有哮喘，近两年反复发作，住院都不止3次了。住院的时候挺好，但每次出院回家就感觉不舒服。第一次住院时医师就告知她，抽血结果显示她对狗毛过敏，劝她把狗送人，但梁阿姨一直不能割舍，这次哮喘发作差点要了她的命，还住进了重症监护室（ICU），抢救了两回才保住性命，发病的原因还是因为过敏。在医师和家人的劝说下，梁阿姨终于决定把狗送给了信得过的朋友，并在家里彻底搞了一次清洁，规律使用哮喘药物，哮喘也没再发作了。

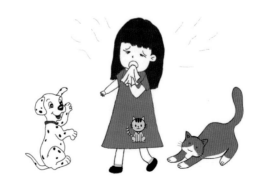

另外，抵抗力低下的人，也不适合养宠物。宠物身上可能会携带一些病菌、真菌或寄生虫。对于正常人来讲，即便出现了感染，也可通过自身免疫对抗。但对于抵抗力低下的人，这些传染性疾病可能引起严重的感染。

　　过敏体质、抵抗力低下的人，养宠物弊大于利，应三思而后行！

宠物虽可爱，豢养须科学！

让人变丑的呼吸方式

晶晶最近鼻塞严重，妈妈带着她到耳鼻喉科就诊。医师看了一眼就问："孩子是不是小时候好看，现在变丑了？"这可真是一直萦绕在晶晶妈心中的谜团，医师怎么也知道？晶晶妈说："女儿小时候长得很漂亮，五官精致，可是现在变了样，嘴唇变厚上翘，牙齿也歪歪扭扭地挤成一团，怎么越长越丑了呢？"医师说："都是张口呼吸惹的祸！"

难道总是张口呼吸真的会让人变丑吗？

1 呼吸，竟然还有不同的方式

看完上面的故事，大家会感到纳闷：呼吸不是每个人与生俱来的能力吗？怎么不同的人有不同的呼吸方式？还会改变容貌？且听肺部侍郎解释。

呼吸主要的目的就是把空气吸入肺进行气体交换，提供人体必需的氧气，排出二氧化碳。目的虽然一样，但是路径却可以不同。一条通往肺的路是经过鼻、鼻腔、鼻咽、会厌，然后到声门，最后进入气管和肺。而另外一条路则是通过口腔、口咽、会厌然后到达声门，最后进入气管和肺。那么，我们来看看这两条路的不同。

路径一：经鼻呼吸。这时上下唇微微闭合，空气通过双侧鼻腔、鼻咽部，进入会厌腔，通过声门进入气管和肺。在这个过程中，空气在经过鼻腔时会和鼻黏膜表面充分接触。大部分人都采取经鼻呼吸，这是与生俱来的技能。

路径二：经口呼吸。因为鼻部的疾病导致经鼻通道走不通或者比较难走，那么我们就会不由自主地选择经口呼吸。这种情况下空气不经过鼻腔，而是通过口腔进入气管和肺。

虽然两种呼吸通路最终都能完成呼吸，但如果长期使用嘴巴呼吸，长年累月的气流冲击对口腔、颌面的形态有一定影响，会潜移默化地改变容貌。

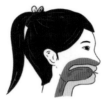 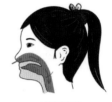

经口呼吸　　　　经鼻呼吸

改变容颜的不仅是岁月，也有可能是经口呼吸！

2 经口呼吸到底有啥危害呢

原来除了时间，悄悄改变你容颜的还会是不良的呼吸方式。刚刚我们了解了经口呼吸的不良后果，那这种后果到底是怎样产生的呢？

经口呼吸时，气流通过口腔、口咽部进出人体。儿童每天需要完成 4 万次左右的呼吸，口腔、上颌等经过长年累月的持续气流冲击，会出现口面部上颌前突、下颌向下后缩、嘴唇变厚、鼻子扁小，最终还会影响下颌骨和牙齿的发育，形成长面型面容，从而外貌改变，形成如民间所说的龅牙、马面脸等。

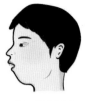
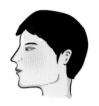

经口呼吸面容　　　　　　　正常面容

　　像晶晶那样的面容改变就是生活中的实例。除了不好看这个"硬伤"外，经口呼吸还有其他的不良后果。正常情况下经鼻呼吸时，鼻毛可以过滤掉空气中大量的细菌、病毒及粉尘，同时在和鼻黏膜充分接触的过程中，吸入的空气被加温和湿化，进入肺泡时空气温度已经接近37℃并达到100%的湿度，极大地减少了外界冷燥空气对呼吸道的刺激。

　　如果经口呼吸，缺少了鼻毛的过滤和鼻腔的加湿、加温过程，就像缺少了空气净化器和空气湿化器，人很快就会觉得口干及咽喉部的干涩不适，时间长了可引起慢性咽炎。而未经过滤的空气中的浮尘、细菌容易进入下呼吸道，导致气管炎、肺炎。

　　另外，经口呼吸还会影响睡眠质量。经口呼吸的人往往都合并睡眠呼吸暂停综合征，间断的缺氧影响睡眠质量，影响白天的学习和工作，也会影响儿童大脑的发育。

　　看，经口呼吸不仅偷偷改变你的容颜，还会偷走你的睡眠和健康！

3 为何会经口呼吸

　　引起经口呼吸的原因很多，主要可分为鼻阻塞和咽阻塞两大类。

鼻腔阻塞后气流只能通过口腔这条道路了。过敏性鼻炎是最常见的原因，由于鼻子分泌物过多、鼻腔内黏膜的水肿引起鼻塞，气体不能顺利通过。除此之外，鼻窦炎、鼻中隔偏曲、鼻甲肥大这些疾病都可使鼻腔狭窄、堵塞，从而出现经口呼吸的情况。

咽阻塞就是鼻腔和口腔两条道路的交会处狭窄堵塞。这个位置的堵塞不仅仅会影响到经鼻呼吸，经口呼吸都会不顺畅。腺样体肥大、扁桃体增大是咽阻塞的常见原因。而肥胖者和老年人睡觉时舌头容易后坠阻塞呼吸道，从而导致张口呼吸。

那如何知道自己有没有经口呼吸？这里肺部侍郎要教大家两个简单有效的方法。

方法一：在平躺放松状态下观察或者感受是否有张嘴，若张嘴可能是存在口呼吸。此时可将上下嘴唇轻柔闭拢不留缝隙，观察是否出现因窒息感导致的挣扎或惊醒。若出现挣扎，须立即停止测试。若口唇闭合后仍是平稳松弛状态，观察5分钟有无出现挣扎。

方法二：在平躺放松状态下，将一面镜子放在上唇与鼻子的中间，镜面朝向鼻腔。不要让口腔气流喷到镜子上，观察鼻腔气流喷在镜面上的雾气大小。而后再用同样的方法将镜面置于下唇上，加以判断是否存在口呼吸，或是口与鼻共同呼吸。

这两个测试办法，大家学会了吗？快去尝试起来吧！

最是人间留不住，朱颜辞镜花辞树。
为了颜值和健康，用鼻呼吸不用口。

鼾声如雷未必是睡得香

李阿叔是出租车司机，这些年工作辛苦，也没有什么时间运动，耗时、耗神的工作让李阿叔烟不离手，体重年年涨，血压、血糖节节高，晚上睡觉更是鼾声如雷。家人觉得他睡得香，但李阿叔白天却哈欠连连、疲惫不堪，甚至因为打瞌睡差点酿成事故，这才引起他和家人的重视，想来医院看看到底哪里出了问题。可是，来到医院李阿叔又犯难了：打呼噜应该看什么科？鼾声如雷到底是不是病？白天精神不济是因为打鼾吗？

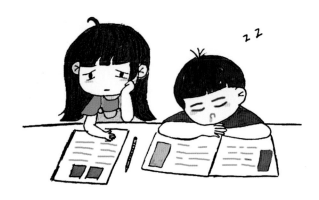

1 睡觉打鼾是病吗？应该看什么科

鼾症，俗称打鼾、打呼噜，也是一种病，属于睡眠呼吸疾病，尤其是在打呼噜过程中还出现呼吸停顿，大概率是睡眠呼吸暂停低通气综合征，会伴随有通气不足、缺氧的情况，影响健康，引发不良后果，需要及时就诊，通过做多导睡眠监测等检查来明确诊断，评估严重程度。

睡眠呼吸暂停低通气综合征涉及几个学科，可能是鼻咽部的问题，也可能是肥胖等多个原因导致的，所以，肺部侍郎建议睡觉打鼾的人先来呼吸专科或耳鼻喉头颈专科就诊，查找打鼾的原因，评估是否需要治疗。同时存在肥胖、血压、血糖等问题的人，可以同时就诊心血管科、内分泌代谢专科；有过脑卒中等神经血管问题的人，可以同时就诊神经内科。

总之，打鼾非小事，检查应及时，就诊正当时。

2 什么是睡眠呼吸暂停低通气综合征

这病听起来复杂又高深，实际上，它的特征都在病名上表述清楚了，指的是睡眠状态下反复出现呼吸暂停，也是因为呼吸的不正常暂停，导致低通气的发生，引起身体出现缺氧和 / 或伴有二氧化碳过高的情况，接着引发一系列不良后果的疾病。

睡眠呼吸暂停低通气综合征有很多种类型，其中阻塞性睡眠呼吸暂停最为常见。像李阿叔这样的肥胖人士，脖子相对粗短，平躺睡着后，放松的肌肉、短粗的颈部、膨大的肚腩，都会使得咽喉支撑作用减弱，咽部空间减少，呼吸气流受到限制，胸腔空间减少，就会出现打鼾、缺氧憋醒的情况。

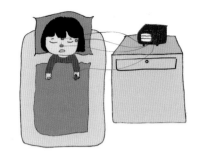

那具体怎么判断是不是真的患有这个疾病呢？这就需要通过一个叫多导睡眠监测的检查来判断。医师需要监测患者一整晚，以获得详细的睡眠、觉醒、呼吸、身体氧气含量、血压等数据。

如果在 7 小时的睡眠过程中，出现 30 次以上的呼吸暂停或呼吸气流不足，或者每小时呼吸暂停的次数大于 5 次，就可以诊断了。打鼾越明显，呼吸暂停发生的时间和次数越多，晚上越容易被憋醒，白天越容易犯困和打瞌睡。

重要的事情要反复说：如果你的体质量指数（BMI，BMI= 体重 ÷ 身高^2）超过 $30kg/m^2$，或者睡觉时有明显的打鼾，去医院检查有没有睡眠呼吸暂停低通气综合征十分必要。

3 睡眠呼吸暂停低通气综合征有什么危害呢

打鼾并不一定会伴随呼吸暂停，但几乎所有的睡眠呼吸暂停综合征的患者都会出现打鼾，并且鼾声往往是响亮且不规律，同伴会发现其夜间的鼾声总是突然出现又突然停止，间隔一会儿再次出现。打鼾的停止往往是因为呼吸暂停或者被憋醒了。长期的夜间睡眠呼吸暂停会降低睡眠质量，加上缺氧，即便睡眠时间足够，白天人仍然会无精打采、困倦不堪，甚至健忘、记忆力下降，影响工作和学习。

另外，由于夜间睡眠质量下降，人还会出现一些全身系统性病变，比如高血压、冠心病、心律失常、糖尿病、肺动脉高压的发病风险增加了。所以，鼾声越响，并不是睡得越香，而是很多疾病发出的预警声，不应忽视！

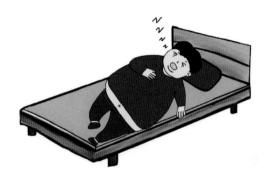

若你已经是鼾声如雷人群中的一员，如无明显的憋醒、白天疲倦乏力等其他表现，可以先尝试改变生活方式，睡觉时尽量侧卧，避免舌头下坠阻塞呼吸道而出现打鼾。若你属于肥胖人群，控制体重是当务之急，调整饮食结构、适当运动刻不容缓。

我们无法改变自己的年龄、性别、身体等基础状况，但我们可以做"不吸烟、不饮酒、不熬夜、不贪嘴"的"四不新人"，让我们行动起来吧。

肺|部|侍|郎

风声雨声呼噜声，声声入耳；就医检查减体重，事事重要！

3

第三章

学习呼吸

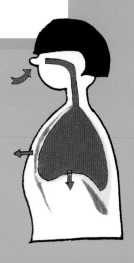

呼吸贯穿于整个生命旅程中。婴儿出生的第一声啼哭，是呼吸的开始，也是生命的宣告；临终呼吸停止，也代表着生命的终止。没有呼吸就没有生命。呼吸是我们与生俱来的技能，呼吸运动也可以自然完成，正因为如此，很多有关呼吸的事反而容易被忽视。而实际上，正确的方式可以让我们更加高效、健康又节能地呼吸，错误的呼吸方式甚至会影响身体健康。有慢性呼吸系统疾病的患者们，更是能通过一些科学的呼吸方法和合理的肺康复锻炼方式来改善症状。

肺部侍郎这就带大家一起来学习呼吸！

经鼻呼吸

　　每个人都有鼻子，有的高翘挺拔，有的小巧精致，还有的宽厚敦实。由于鼻子处于面部中央，是视线最先落到的地方，因此很多人都说鼻子是面部最重要的部分，好看的鼻子一定是高颜值的必备要素。然而很多人忽略了，鼻子可并不仅仅是花瓶，它还肩负着非常重要的任务。

1 鼻子是呼吸道的卫兵

　　鼻子，是我们呼吸的门户，在呼吸这条工作链上，鼻子是第一环，也是第一道关卡。空气在进入鼻腔时，会首先经过密密麻麻又短又粗的鼻毛。你可不要嫌弃这些长相丑陋的鼻毛，它们可是过滤的一把好手。空气中所含的一些颗粒物、粉尘，甚至是藏有病菌的颗粒，在穿过鼻毛丛林时会被拦下来。当粉尘等异物刺激到鼻子，我们会打喷嚏，用快速的气流将异物颗粒喷出去。打喷嚏时喷出气流的速度可以达到每

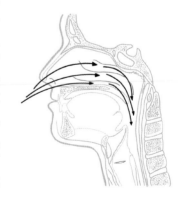

小时 160 千米，堪比高速奔驰的跑车，威力之大可想而知。

颗粒物被拦在鼻毛丛林中，初步净化的空气则继续进入鼻腔内部。鼻腔的内部有黏膜覆盖，且黏膜血流丰富，还会分泌液体，就是平时我们说的鼻涕，又是日常遭嫌弃，但很有用的物质。空气在弯弯绕绕的鼻腔内部逗留时，会与黏膜和黏膜下的血流反复亲密接触，除了继续黏附一些有害颗粒，还可以对空气的湿度和温度进行调节，让它达到合适的水平，减少干燥和低温气体对于呼吸道和娇嫩肺部的刺激。此外，鼻涕中还有溶菌酶，这是一种可以分解细菌的蛋白，可以杀伤黏附的病菌，是我们鼻腔内的有力武器。感冒的时候我们常常会烦恼流鼻涕，或是鼻涕增多，其实是我们的"鼻卫兵"在保护我们。

所以，鼻子是我们呼吸的第一道防线，也是我们重要的加温器和加湿器。

2 经口呼吸和经鼻呼吸后果大不一样

鼻子很重要，但在生活中，还是有不少人习惯经口呼吸，虽然嘴巴和鼻子都与呼吸道联通，但对呼吸方面的影响却大不相同。

如上所述，经鼻呼吸时通过鼻子的关卡，呼吸起来舒服又温暖，舒适的环境能让气管、支气管和肺发挥自身的保护功能，保持健康，减少感染。而经口呼吸则不一样，因为口腔没有鼻毛丛林的遮挡和保护，也没有足够的黏膜接触加温、加湿，并且经口呼吸时气流还会带走口腔内的水分，长时间经口呼吸，就会感觉到口干、咽干，甚至导致咽部炎症，另外，由于进入呼吸道的气体干冷、颗粒物未经过滤，对呼吸道的刺激性大，也更容易诱发呼吸道感染，引起咳嗽、咳痰症状。更令人想不到的是，长期经口呼吸，还会影响面部肌肉和骨骼发育，从而形成龅牙、凸嘴、凹面等面容，极大地影响颜值（有兴趣的读者，可以详细阅读第二章第七节）。

没想到看起来平平无奇的鼻子，竟然还有这么重要的作用。

3 怎样经鼻呼吸

这个问题虽然看起来像废话，毕竟大部分人天生就会用鼻子呼吸。但怎么用好经鼻呼吸，其中还是有小技巧的。大部分人在平静状态下都是经鼻呼吸的，当情绪激动、活动量增大时会经口呼吸。因此，当我们意识到自己在经口呼吸时，可将嘴巴轻轻闭合，慢慢地开始由鼻子吸气，吸气后稍微屏息数秒，再慢慢将气体经口或经鼻缓缓呼出。这样用鼻子呼吸不仅可以改变呼吸方式，同时可以舒缓情绪、缓解缺氧，甚至可以通过经鼻吸气、经口呼气的方式将残气呼出，值得肺气肿患者锻炼和尝试。

还有一部分人由于鼻腔问题或者习惯原因，会选经口呼吸，尤其是在夜间睡眠时更为明显。肺部侍郎建议这一部分人还是去五官科看一看，纠正和改善鼻腔的问题，就能愉快地经鼻呼吸了。如果鼻腔没有疾病问题，而夜间睡眠时习惯性地张嘴呼吸，也可借助闭口贴、矫正带等外在方法闭合嘴巴来纠正经口呼吸的习惯。

你的美来自高挺的鼻子，也来源于自然的经鼻呼吸。

呼吸控制

人体有超过 15 万亿个细胞，这些细胞各司其职，以保证生命活动正常进行。而细胞在工作过程中需要氧气以及其他营养物质进行新陈代谢，充足的氧气和能量供应是细胞正常工作的前提，呼吸就是保证氧气供应、促进能量转化的原动力。除了吸入氧气，呼吸系统还承担着排出人体内二氧化碳的重任，因为二氧化碳的堆积，同样也会使人体细胞的工作陷入瘫痪，最终导致整个机体的运作障碍。呼吸系统无时无刻不在进行着这种以旧换新的过程，循环往复，我们称之为气体交换。

那么，这么复杂又重要的工作是如何协调的，又由谁来发号施令和实施调控的呢？

1 呼吸能控制吗

呼吸这项工作涉及气管、肺、呼吸肌、胸廓等，可以说是多部门参与的大工程，但其实很多人并不觉得需要为呼吸额外操心，因为正常情况下，呼吸是一种自然而然发生的机体反射过程，但实际上呼吸也是可以控制的。

呼吸动作的启动从脑开始，脑是呼吸运动的司令官。当脑感觉到身体需要更多的氧气时就会向脊髓发出信号，随后脊髓会命令呼吸肌收缩。呼吸肌会快速地行动，通过肌肉拉动使肺部膨胀，容积增加，导致肺内压力比大气压低，环境中的空气便会从压力较高的地方流向压力较低的地方，空气通过呼吸道，最终在肺泡中完成气体交换，这就是吸气的过程。

呼气则相对简单。吸气完成后自动进入呼气过程，通过吸气拉动的膈肌及肋间肌随即变为舒张状态，依靠肺的弹性力自动恢复到吸气前水平就可以完成呼气。呼气是被动的运动，不需要大脑这个司令官额外下达指令。一呼一吸，便构成了一个呼吸周期。

虽然呼吸是在人不经意间完成的，但人也可以控制呼吸。如精神紧张时，我们可以通过有意识地减慢呼吸以放松情绪，潜水时我们主动延长屏气时间，从而维持在水下更长时间，感到呼吸困难时我们主动加快呼吸以缓解不适。一些极端的情况，如慢阻肺、哮喘等严重的呼吸困难，通过加快呼吸仍不能缓解缺氧，需要借助额外的帮助缓解呼吸困难，如吸入氧气、呼吸机辅助通气等。

怎么控制呼吸？请大家继续往下看。

2 呼吸控制是什么？有什么好处

呼吸控制其实是个新名词，在呼吸康复领域，指通过控制呼吸频率和呼吸方式降低气道阻力的一种训练方式。很玄乎吗？并不会。

当我们情绪紧张、惊恐的时候，呼吸会增快，增快的呼吸反过来增加紧张情绪，此时有意识主动控制呼吸，用鼻子吸气，用嘴缓慢呼气，并默数1、2、3、4、5……配合吸气时手握拳，呼气时手慢慢松开，几分钟后就可以慢慢平静下来。可以说这是正常人应用呼吸控制最多的场景。

而对一些肺功能已经受损的人，如慢阻肺、支气管扩张患者，因为缺氧、二氧化碳潴留，患者会加快呼吸，以吸入更多的氧气，排出二氧化碳，但这种越来越快的呼吸，如快马加鞭，肺、呼吸肌很快就"喘不动"了，缺氧又不能用力呼吸，非常痛苦。若我们能主动控制呼吸频率，通过锻炼呼吸、控制呼吸，能在很大程度上改善这种情况。

我们主动延长呼气时间，减慢呼吸频率，比如呼吸从26次/min 降到 20次/min，就可以少花点呼吸的"力气"，保存体力。同时，每次呼吸的延长，可为氧气和二氧化碳的交换提供更多的时间，进行更充分的交换，使每次呼吸更有效。所以，呼吸困难的患者，不要慌乱，主动出击，控制呼吸频率，就可以减少呼吸做功、减轻呼吸困难的症状。

呼吸方式的锻炼在社会上比较流行，比如声乐训练、吹奏乐器的锻炼、体育运动训练中的呼吸锻炼，主要集中在吸气、呼气、屏气等过程的训练和控制上。这些训练一是可以锻炼我们控制呼吸频率、呼吸节律的能力，二是可以锻炼呼吸肌，提高呼吸肌的肌力和耐力，使我们更好地控制呼吸。在慢性呼吸系统疾病患者中，呼吸方式训练包括缩唇呼吸、腹式呼吸等，通过训练，我们可以拥有更轻松、更有力的呼吸，从而减轻呼吸困难的症状，提高生活质量。接下来肺部侍郎还会继续给大家介绍一些传统功法的呼吸方法。

控制呼吸，让你呼吸更轻松、更有力，让我们可以利用有限的肺功能进行更多的活动，实现更多的目标，这是呼吸控制的好处。但专业的呼吸训练是有呼吸生理学等理论支持的科学锻炼方法，是肺康复治疗的一种方式，需要咨询专业的肺康复医师来评估和指导锻炼。

控制呼吸方法多，呼吸控制好处多！

腹式呼吸

腹式呼吸，是用肚子呼吸吗？确定不是用肺？这是要颠覆我们的认知吗？先别着急，肺部侍郎这就带大家一起来了解呼吸训练中一种很重要的呼吸方式——腹式呼吸。

1 腹式呼吸和胸式呼吸有什么区别

我们的呼吸过程是靠呼吸运动来完成的，膈肌是参与呼吸运动最重要的肌肉，位于胸腔和腹腔之间。当大脑发出指令需要吸气时，膈肌会向下移，胸腔就像拉风箱一样被扩张，气体因压力差进入肺部并完成交换；随后膈肌放松向胸腔回弹，胸腔体积缩小，将气体从肺中排出。这一过程为大家所熟知，称为胸式呼吸，又称肋式呼吸或横式呼吸。

腹式呼吸，顾名思义，是依靠腹部来完成呼吸运动，但只是借助腹部产生的负压，气体的交换还是在肺部完成。具体方法是吸气时鼓起肚子，使膈肌下降来增加胸腔的空间，从而吸入空气。呼气的时候肚子四陷，膈肌将会比平常上升，从而把气体排出。

由此可以看出两者的区别：胸式呼吸利用胸廓拉动肺部产生扩张而完成呼吸过程，以胸廓横向和纵向两个方向扩张为主。腹式呼吸利用腹腔拉动膈肌，牵拉胸廓完成呼吸过程，以胸廓的上下径扩张为主。

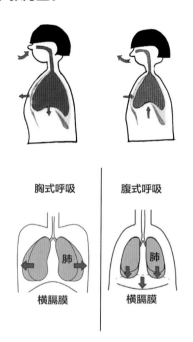

胸式呼吸　　腹式呼吸

肺　　　　　肺

横膈膜　　　横膈膜

2 腹式呼吸有你意想不到的好处

　　胸式呼吸时胸廓的上下径增加不明显，所以呼吸深度相对较浅，主要以上肺工作为主，中下肺组织处于休息状态，工作效率一般。因此，如果单纯依靠胸式呼吸，呼吸深度不足，影响呼吸效率，也容易使中下肺叶弹性减弱，甚至导致部分肺组织萎缩，影响肺功能。

　　腹式呼吸最直观的好处是通过胸廓在纵向上得到最大程度的扩张，从而增加肺的容积，让更多的氧气进入肺泡，并使肺底部更多的二氧化碳呼出，中下肺的肺泡得到锻炼。有关研究表明，膈肌每下降1cm，肺通气量可增加250～300ml，而深吸气时膈肌可下降7～10cm，增加的肺通气量可想而知！所以，腹式呼吸时能明显感觉到呼吸更深、更有效。

腹式呼吸训练还能起到锻炼膈肌的作用。膈肌是人体最大的呼吸肌，膈肌功能的加强，人除了能更有力地呼吸，还能更有效地咳嗽及排痰，提高通气效率，减少呼吸所费的力气，还可能减少中下肺段的感染，可谓省力又高效。

另外，腹式呼吸联合呼吸控制，可以帮助放松身心，降低压力应激反应对身体的有害影响，有助于缓解创伤后应激障碍（PTSD）的症状；提高剧烈运动的耐受性；降低呼吸频率，从而减少能量消耗；降低心脏位置，提高呼吸容量。

最后，肺部侍郎还有个小秘密，经常做腹式呼吸，锻炼腹部的肌肉的同时，还能间接起到瘦肚子的作用，对形体有要求的小姐姐们也可以练起来。

腹式呼吸可以提高呼吸效率，放松身心，对于慢阻肺及其他慢性肺系疾病出现呼吸困难的患者，更是重要的康复手段之一，值得坚持锻炼。

3 腹式呼吸练起来

腹式呼吸这么多好处，练习会不会很复杂？一点都不，但贵在坚持。进行腹式呼吸训练，可选择在安静舒适的场所，摒除杂念，参照以下步骤。

1. 平躺在床上，头枕枕头，膝盖弯曲，松开腰带，膝盖下放抱枕支撑会更舒服。

2. 将一只手放在前胸部，另一只手放在腹部（肋骨下方）。

3. 用鼻子缓慢吸气，腹部鼓起，这时候胸部的手应保持静止，而腹部的手应随着腹部鼓起而被抬起来。

4. 嘴微张，像吹蜡烛一样收缩嘴唇，用嘴呼气，同时收紧腹部肌肉使腹部下沉，将气呼出，在腹部的手应随之移动到初始位置。

5. 学会之后，在腹部放上书或者沙袋，开始重量为1.5～2.5kg，以后可逐渐增加至 5kg，再重复上面的动作。

腹式呼吸——动作要领

吸气　腹部隆起

呼气　腹部凹陷

6. 每次练习呼气次数不宜过多，宜练习3～4 次后休息片刻再继续，否则容易因过度通气而头晕；呼吸频率控制在 10 次 /min 左右，每次运动总时长约5～10分钟，每天 2 次。

注意事项

1. 避免用力呼气，呼气应尽量放松或稍微控制，用力呼气容易导致过度通气，也可能加重气道痉挛引起不适。

2. 避免过于延长呼气过程，导致呼吸节律混乱及通气不足。

3. 避免用胸部进行吸气，这样会减弱腹式呼吸的训练。

肺|部|侍|郎

　　腹式呼吸不仅可以改善通气功能、缓解紧张情绪，还可以锻炼腹肌，健美体态哦！

节能呼吸

呼吸是我们再熟悉不过的动作，成年人每天约进行 20 000 余次的呼吸，而每一次呼吸都需要消耗能量，一天的呼吸运动需要耗费大量的能量，占全身耗能量的 3% 左右。普通人可能没有特别感觉，但对于那些肺功能受损的人，比如慢阻肺和其他阻塞性通气功能障碍的患者，即使是穿衣、如厕、洗漱等这样的日常动作都会引起呼吸困难加重，需要增加呼吸频率来提供更多的氧，但呼吸频率的增快又造成了更大的氧耗，持久的肌肉消耗使患者瘦骨嶙峋，呼吸的力量就更差了。想动又喘，想喘还喘不动，这样的痛苦可想而知。这节肺部侍郎给大家安利一种节能技术——节能呼吸。

1 打破呼吸困难和呼吸肌无力的恶性循环

节能是一个古老又常新的话题，大的方面说是我国的基本国策，能源有限，用更少的成本消耗获得更多的成果，社会才能可持续发展。在呼吸方面也是同样的道理，对于肺功能损害、呼吸困难的患者，以最小的能耗做更多的事情，才能活得更自如。这就是近年来肺康复界提出的节能呼吸技术，是改善肺功能损害患者呼吸困难和呼吸肌无力恶性循环的有力武器。

节能呼吸是将呼吸与日常生活相结合，减少呼吸做功的一种呼吸方法，将缩唇呼吸、腹式呼吸等呼吸技术与日常生活动作相结合，减少肺功能损害患者日常活动的呼吸耗能，提高生活质量。

比如我们要弯腰拿东西，如果动作很快，弯腰、下蹲、伸手取物再站起来这些动作，可能会使原本已有呼吸困难的患者症状突然加重，混乱的呼吸节律还可能诱发咳嗽、胸闷等不适。此时，如果我们利用节能呼吸技术，放慢动作，深吸慢呼，吸气默数1、2，弯腰下蹲时呼气，噘嘴呼气，默数1、2、3、4，蹲稳后伸手取物，停顿片刻，调整呼吸，吸气默数1、2，缓慢呼气并默数1、2、3、4，同时站起。这样的动作可以让你安稳度过氧耗增多的时刻。行走的时候，我们也可以使用同样的方法，以缓慢的、可接受的速度开始，配合呼吸，以吸2呼4的比例，吸气时默数1、2，呼气时默数1、2、3、4，感到呼吸困难时先停下休息，调整呼吸节律后继续前行，这样可以行走更长的距离，扩大患者的活动范围，增加社交的可能。

节能呼吸还提倡运用一些小工具、小窍门减少呼吸的氧耗。比如把平时需要用到的东西如水杯、毛巾等放在力所能及的范围内，就不用为了取物频繁活动。或者可以平移挪动，尽量减少上下搬动。如严重的行走困难，可使用助行器。冬天穿衣较多时，选择一些保暖性好又穿脱方便的衣服，多件衣服可以先在床上或凳子上套好，一次性穿上，多次穿脱会增加氧耗。上洗手间尽量使用坐厕而不是蹲厕，坐在马桶上要起来时，可以先坐着用鼻子吸气，数1、2；然后起来时噘起嘴唇呼气，数1、2、3、4。穿鞋时尽量不要弯腰，如果非要弯腰，可以蹲下用鼻子吸气，数1、2；然后起身时噘起嘴唇呼气，数1、2、3、4。

肺功能不好，节能技巧来凑，节能呼吸是慢阻肺等肺功能损害患者的福音。掌握这些技巧，可以利用有限的肺功能，更多地参与日常生活，提高生活质量。

除了上一节说到的腹式呼吸，缩唇呼吸也是节能呼吸中一项很重要的技术，与上面提到的深吸慢呼有相似之处。接下来肺部侍郎带我们了解缩唇呼吸。

2 缩唇呼吸的秘诀

缩唇呼吸是一种用鼻子吸气、用口呼气的呼吸方式，尤其适用于中重度以上的慢阻肺患者。缩唇呼吸可以延长呼气时间，并产生呼吸末的压力，使慢阻肺的患者小气道不至于塌陷，让肺有更多空间容纳新鲜空气，并把二氧化碳呼出去，形成一个良好的呼吸循环。

将缩唇呼吸与腹式呼吸相结合，能够让慢阻肺及其他阻塞性通气功能障碍的患者以最节能的方式呼吸，缓解喘息的症状。进行腹式呼吸的同时可以进行缩唇呼吸训练，加强对呼吸控制的同时改善慢阻肺带来的呼吸能量消耗。具体的练习，可参照以下步骤。

1. 经鼻吸气，吸气的时候肚子鼓起来，呼气的时候肚子往回缩，同时把嘴唇嚷起来，做成缩唇呼吸状（类似于吹口哨的嘴型或者是类似于鱼嘴），缓慢呼气。

2. 开始时将吸气与呼气的比例控制为1∶2，后逐渐延长至1∶3或1∶4。可以通过心里默数来掌握节奏，吸气的时候心里默数1、2、3，呼气时在心里默数1、2、3、4，逐渐延长到5、6。

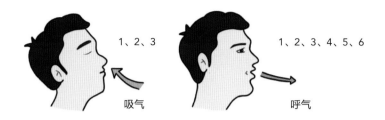

1、2、3　　吸气

1、2、3、4、5、6　　呼气

　　缩唇呼吸也并非万能，主要对气道阻塞性疾病患者有效，但若患者有肺大疱，憋气动作有引起肺大疱破裂导致气胸的风险。间质性肺病患者主要是肺泡气体交换故障，不一定有气道阻塞，缩唇呼吸并不能起到缓解呼吸困难的作用。

肺|部|侍|郎

　　节能不仅环保，还能自保。节能呼吸助您省力呼吸，完成以前力所不能及的动作和行为。

简易呼吸吐纳功法

呼吸吐纳听起来很高深，实际上古人早有认识，庄子云："吹嘘呼吸，吐故纳新……为寿而已矣。"呼吸与吐纳，看似同义，吸入氧气呼出二氧化碳，吐故纳新，而吐纳更强调对气息的调控，归入健身气功中的一类。吐出浊气，纳入清气，培养人体真气，可达到延年益寿的目的。无论是哪一种气功功法，在动作、形体锻炼的同时，都十分注重动作与呼吸的配合，还关注意念引导与动作的协调，所以呼吸吐纳是健身气功的基础。本节请跟肺部侍郎一起了解呼吸吐纳功法。

1 健身气功科学吗

说到气功，大家是既熟悉又陌生。熟悉是因为气功本身就脱胎于古代的医家、儒家，历史悠久。据现代考古发现，马家窑彩陶所绘练功人像表明距今约 5000 年前已有了模仿龟类呼吸运动的龟息功。宋代至金元时期，医、儒、释、道各派气功均蓬勃发展，各具特色，而吐纳法则和现代肺康复中部分呼吸技术有很多相同之处，但吐纳法要先出现并流行了上千年。陌生，则是因为气功派系颇多，内容又广泛，很多内容晦涩难懂，难以形成系统的、简单易学的功法广泛普及。

受武侠小说的影响，一阳指、蛤蟆功等"上乘功法"承包了很多人对功法的想象，气功显得神秘而玄乎，再加上江湖骗子经常肆意夸大气功的作用以达到行骗的目的，大众对气功的印象都是不科学的。其实，单纯的气功作为一种调整气息、调节身体、调理心情的身心锻炼方法，是科学有效的。尤其是其包含的吐纳方法，主要以呼吸锻炼为主要内容，又称为服气、行气、练气、调气、调息等，是气功的首要功法，在改善人体亚健康状态和呼吸功能方面有很好的作用，目前已经成为广大人民群众强身健体的方法之一。

所以，夸大的气功不可全信，但融入呼吸控制的呼吸吐纳功法还是值得尝试的！

2 呼吸吐纳功法有何好处

人通过呼吸运动吐故纳新、延续生命，而呼吸吐纳功法又强调了纳气，就是呼吸要有深度，通过这种有节律的呼吸锻炼，配合意念，达到调理气血、放松精神的作用。

在呼吸吐纳功法的训练过程中，通过深吸气，大量空气进入肺泡，增加了全身血液中的氧含量，而一定时限的闭气，则可加大压力差，促进血液对氧气的吸收利用。除此以外，还能加强胸腹部肌群的收缩力，强化核心肌群的力量，改善胸腹腔的血液循环，增强胃肠蠕动，促进对食物的消化和吸收等。

所以，呼吸吐纳功法科学有效，不论男女老少，都可以来试试。

3 如何练习呼吸吐纳功法

我们可以通过学习简易吐纳呼吸法与屏息法来进行呼吸吐纳功法的基础训练。

呼吸吐纳法采用的呼吸方法有很多，比如自然呼吸法、顺呼吸法、逆呼吸法以及传统的六字诀等。锻炼时需要将呼气、吸气及腹部运动结合起来，且呼气时要做到时间尽量延长、缓慢均匀，做到呼气细、长、缓、均、深的同时也要呼气自然舒服，不能故意用力强求，以舒服自然为宜。

呼吸吐纳法练习要领。

1. 双腿弯曲，左脚迈开一步，与肩同宽，双脚平行，不能内八，也不能外八。双手自然掐于腰间，双腿弯曲，弯曲程度以膝盖不能超过前脚尖为度。脚趾抓地，力量用于前脚掌。立身中正，眼光平视前方。

2. 舌抵上腭，牙齿轻叩，嘴巴微闭，将外部清新的空气吸入体内。吸气时胯往前送，同时小腹内收，呼气时胯往后送，同时小腹外鼓。同时配合提肛缩阴，务必吸满呼尽。要注意的是，这个要领与腹式呼吸不同，是"逆腹式呼吸"，吸气时收腹，呼气时放松。

屏息法，又称闭气法，练习方法很多，从经鼻或经口呼气区分，可分闭气鼻呼法和闭气口呼法。从运用腹式呼吸的方法分，有顺呼吸闭气法和逆呼吸闭气法，一般来说，顺呼吸闭气法比较容易掌握。

顺呼吸闭气法练习要领。

1. 闭息时间应从数秒开始，逐渐递增，如果经过一段时间练习，一次闭气能达到 30～40 秒而未感到不适，那就不错了。从保健和安全角度说，一次闭气时限控制在 1 分钟以内。

2. 闭气是主动性的阻断气息进出，这时主体既要维持吸气肌等的收缩态势，又要停闭呼吸，这都要用意念来掌握。因此，闭气时的心理强度远比一般静功要强得多。

在小说中，功法的威力取决于功法本身的神秘性及是否进行了异于常人的坚持锻炼。现实中当然没有那么神秘，但功法要起作用的确需要坚持不懈的努力锻炼，坚持才是胜利。

肺|部|侍|郎

练功练气息，静心求心静；呼吸与吐纳，强身又健体。

4

第四章

助力呼吸

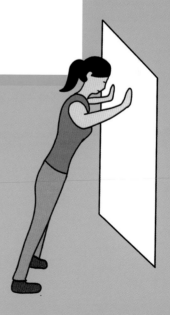

呼吸是人类与生俱来的本能，很多人从来没有考虑过要为呼吸费心思。然而在人生旅途上，因为各种各样的原因，一些人逐渐发现自己的呼吸功能不能完全满足身体的需求，或者因为呼吸受限不能进行更高强度的活动。此时，人们可能会焦虑、恐惧，通过深吸气、用力呼吸、加快呼吸频率等以获得更多的氧气，但这样的反应会使身体排出更多的二氧化碳，造成过度通气，人会出现皮肤发麻、心慌等不适，反而加重恐惧感，久而久之则出现呼吸肌疲劳。当我们感觉呼吸不够给力时，做些什么能助力呼吸呢？本章由肺部侍郎再带领大家了解呼吸相关的锻炼，动静结合，为呼吸加油。

第一节

膈肌锻炼：为呼吸发动机加油

上面说过，膈肌是我们最主要的呼吸肌，对呼吸影响巨大，是呼吸运动的发动机，但很多人会迷惑，膈肌看不见、摸不着，怎么知道它有没有在工作呢？怎么才能让它更强壮、更有力呢？肺部侍郎就带着这些问题带大家来探究一下。

1 膈肌是呼吸运动的发动机

一呼一吸这个动作虽然简单，却有很多肌肉参与其中，包括肋间肌、膈肌、腹壁肌群、胸锁乳突肌、背部肌群、胸部肌群等，表面的肌肉我们肉眼可见，膈肌藏在身体里我们是看不见的。作为最重要的呼吸肌，它就像宽阔的降落伞，将胸腔和腹腔分隔开来，是胸腔的"地板"和腹腔的"天花板"。

膈肌是所有参与呼吸运动肌群中的老大哥，承担着60%～80%的通气任务。吸气的时候，膈肌收缩，膈穹隆下降，胸腔的容积就变大，胸腔内压力随之变小，空气就在外界气压作用下进入肺部；呼气的时候，膈肌舒张，膈穹隆上升，胸腔容积变小，胸腔内压力增大，肺组织回缩，将气体排出。它就像发动机一样为呼吸运动提供动力。

膈肌做了那么多，我们为什么完全没有感觉呢？这是因为膈肌上本体感受器比较少，目的就是不让我们感受到，这样就可以保证它不受干扰地完成呼吸运动了，真是个无名英雄。

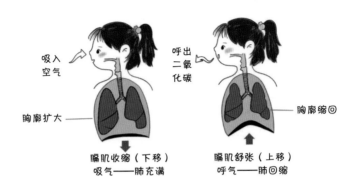

吸入空气　　胸廓扩大　　膈肌收缩（下移）吸气——肺充满

呼出二氧化碳　　胸廓缩回　　膈肌舒张（上移）呼气——肺回缩

2 膈肌既然这么能干，还需要其他肌肉吗

答案当然是肯定的。平静呼吸时，膈肌、肋间外肌和斜方肌参与就够用了，但我们在运动或者劳动时，则需要更多的氧气，这时候一些辅助的吸气肌肉就派上用场了。吸气辅助肌包括在颈部的胸锁乳突肌和在胸部的胸大肌和胸小肌，还有附着于脊柱的肋提肌、上后锯肌和夹肌。这些肌肉的运动有些是横向的，有些是纵向的，运动幅度也不尽相同，他们齐心协力，不仅可以扩张胸廓，让空气进入肺内，而且还起到了稳定胸廓的作用。

与吸气相反，我们平静呼气的时候是一个被动过程，就像松开的气球一样，不需要用力，靠胸腔、肺和膈肌的弹性回缩力就能将气体排出体外了。只有在用力呼气时才需要辅助呼气肌参与，比如腹部的腹直肌、腹外斜肌和腹内斜肌，还有肋间内肌和背部的背阔肌等。

当然，呼吸运动少不了我们非常熟悉的排骨肉——肋间肌，肋间肌收缩可以使肋骨间相互轻微滑动，引起胸廓的扩大或缩小，共同参与吸气或呼气过程。

所以，呼吸肌是组团游戏，需要大家齐出力。

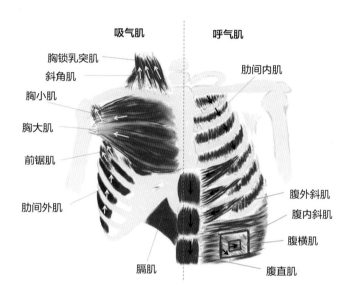

吸气肌　　　　呼气肌

胸锁乳突肌
斜角肌
胸小肌
胸大肌
前锯肌
肋间外肌
膈肌

肋间内肌
腹外斜肌
腹内斜肌
腹横肌
腹直肌

3 容易受伤的膈肌，需要锻炼把持

膈肌非常能干，但也容易受伤。肺炎卧床、慢阻肺、呼吸衰竭气管插管等情况，都会引起膈肌功能障碍，发动机无力，呼吸自然就困难了。

以慢阻肺为例，患者气管阻塞，气体吸入呼出都困难，潴留在肺的空气就增多，大家可以看到很多慢阻肺的患者胸部像水桶一样胀。胀满的肺占据了空间，使膈肌活动空间减小。另外，呼吸费力使膈肌做功增加，消耗增大，肌肉疲劳，膈肌结构改变，收缩力变弱，呼吸的发动机明显动力下降，呼吸困难越发加重。

既然发动机如此重要，下来我们介绍一下怎样给它加点油。锻炼膈肌最简单、有效的方法就是上面介绍的腹式呼吸。腹式呼吸不仅可以增加膈肌功能，提高通气效率，还能减少呼吸做功，帮助我们放松身心。腹式呼吸时还可以在腹部放上书或者沙袋，加强锻炼，具体的方法可以参考第三章第三节。缩唇呼吸对膈肌也可以起到一定的锻炼作用。下一章介绍的有氧运动，对膈肌功能的改善有极大的好处。而对于慢阻肺的患者，肺功能差，呼吸困难症状明显的，我们还可以借助一些呼吸训练器进行锻炼。

需要额外提醒的是，膈肌也是肌肉，需要营养支持，瘦骨嶙峋的慢阻肺患者膈肌的力量肯定是不足的，改善全身的营养配合锻炼，膈肌才可能动起来。另外，健康人通过锻炼膈肌就能很好地锻炼呼吸肌了，对于慢阻肺患者，往往年纪大且营养不良，又长期呼吸困难使得呼吸肌的肌力和耐力都下降，这时候就需要分别锻炼吸气肌和呼气肌了，多组肌肉共同强大了，呼吸才能更顺畅。

肺｜部｜侍｜郎　　　呼吸肌肉共参与，协作共赢不费力，膈肌为大最重要，腹式呼吸显神效。

第二节

有氧运动：锻炼心肺最有效

　　跑步、撸铁、练瑜伽是时下白领们下班后的热门健身方式，也是常见的社交活动，在朋友圈有着很高的话题量。有氧运动，可能是大家近年听得最多，又最时髦的运动相关名词了。广场舞、健身房项目、慢跑、快走等都被贴上有氧运动的标签。的确，有氧运动的好处多多，强壮体魄、减肥、调整体型等，一个比一个诱人，而对于慢性心肺疾病的患者来说，有氧运动是锻炼心肺最有效的利器。本节肺部侍郎就带你了解一下有氧运动。

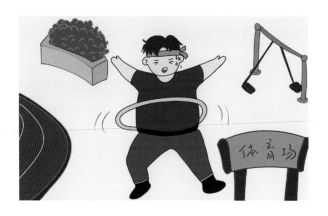

1 有氧运动并不神秘

有氧运动，顾名思义就是人体在氧气充分供应的情况下进行的运动。换句话说，进行有氧运动时人体不会缺氧，运动可以持续较长一段时间而人体仍有余力，比如慢跑、快走，这些和缓持续的运动都是有氧运动。与它相对的，是无氧运动，一般是高速、剧烈的运动，如百米冲刺、跳高、跳远、举重等，是人体在"缺氧"下进行运动，这类运动需要瞬间的爆发力而不能持久。无氧运动时，氧气供给不能达到人体需求，能量消耗就会变成无氧酵解模式，此时身体会产生大量的乳酸、丙酮酸等，会引起疲倦、肌肉酸痛。

中低强度有氧运动不仅有消耗体内脂肪、促进机体代谢的作用，更是能提高心肺耐力，对肺功能受损的患者来说是可选择的良好锻炼方式。其运动形式有很多，比如慢跑、快步走、游泳、骑自行车、跳和缓的健身操或者广场舞、太极拳、八段锦等，大家可以根据自己的喜好以及身体状况选择。

2 有氧运动和无氧运动

众所周知，氧气是生命之源，通过心肺为人体提供氧化反应的原料。人体产生能量的过程就像机器燃烧油获得能量一样，氧气就是这个产能过程的助燃剂，通过燃烧葡萄糖、脂肪、蛋白质为机体提供动力。做持续和缓的有氧运动时，氧气能及时进入细胞，充分燃烧葡萄糖等燃料，产生稳定的能量供给并完成运动。

在这个过程中，人体细胞内的一个成分——线粒体担当着重要角色，它具有运送氧气、促进氧代谢的功能，也是氧气在人体内被充分利用产生能量的场所。很多研究证实，进行有氧运动，能增加并提高线粒体的作用，也就是在同样的情况下人体对氧气的利用增加，配合大肌肉群的活动，从而提升心肺功能，增强肌肉功能，提高上肢和下肢的运动耐力。虽然没有直接提高肺功能，但是能通过提高氧化的效率，也就是提高燃烧效能，从而减轻呼吸困难的感觉。这是有氧运动的奥妙所在。

无氧运动则不同，当人体在高速或者剧烈运动时，氧气会来不及供给细胞，机体只好变成缺氧的燃烧模式，改由糖酵解来快速供能。这种方式的燃烧会产生乳酸，虽然可以提高你的肌力、爆发力，增加肌肉体积，提高运动速度，使你变得更加健美，但是人易疲劳，也较难从锻炼的疲劳中恢复。

两种运动方式各有千秋，也不能说是哪种方式更好。有氧运动持久、相对舒适，但百米冲刺的瞬间爆发，可以给人带来淋漓酣畅的快感。

有氧运动的强度低，心肺等器官的负荷也相对较小，相对安全，是老年人或心肺疾病患者的首选；而无氧运动强度高，各器官承受的负荷大，对年轻人、运动员等来说，是提高自己身体素质、提高机体承受剧烈运动的能力、改善肌肉含量的良好选择。

有氧运动锻炼心肺，无氧运动让人健美，科学运动才能保健康。

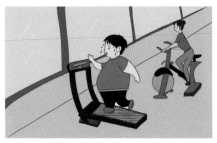

3 有氧运动的科学

有人可能会问，只要不缺氧，随便蹬蹬腿、伸伸手就算有氧运动吧？这是很多人的想法，确实，动比不动要强，但是随意地动动手脚，其实严格意义上不算有氧运动，要达到锻炼心肺功能的目的，还是需要科学的规划并且运动量需要达到一定的强度。

那么，问题又来了，怎么评估自己需要什么强度的运动呢？此处肺部侍郎给大家安利一个简单的方法——最大储备心率百分数法。静息的时候人的心率较慢，称为静息心率，运动会使心率增快，运动强度越大，心率越快。但每个人都有最大心率，即（220－年龄）次/分钟，如年龄60岁的人，最大心率就是220-60＝160次/分钟。

我们的运动强度很难使人体达到最大心率，而且对于很多人来说这个强度是不安全的，常选取最大心率乘以一个百分比来设定运动的强度，能达到40%以上就算是中等以上强度，85%以上就进入无氧运动状态了。设定运动强度后我们可以计算运动时的目标心率。

目标心率＝（最大心率－静息心率）×强度%＋静息心率

比如一个60岁的人，静息心率70次/分钟，要达到最大心率40%的运动强度，他运动时心率就需要达到（160－70）×40%＋70＝106次/分钟。我们可以借助市面上各种各样的运动手环、手表甚至是指尖血氧饱和度监测仪了解运动时的心率情况。

接下来的问题是我们能选择什么样的运动呢？广场舞、健身操、跑步、快走、爬楼梯、乒乓球、羽毛球、骑单车、爬山、太极拳等，都是很好的有氧运动方式，但肺部侍郎要提醒的是，我们要根据自身的具体情况选择适合的方式。比如心脏有问题的人，要把目标心率设低一点，避免运动中引发心脏问题；骨质疏松的人，运动幅度小一点，避免碰撞、跌倒导致骨折。健康人群可以根据自己的喜好选择适合的运动。运动前要热身，运动后需要放松运动，以避免运动可能带来的伤害。

运动强度越大，人的获益也越大，但同时面临更大的风险。

所以，选择适合自己的运动方式、强度，循序渐进，并坚持下来，每周 3～5 次，每次 20～60 分钟的有氧运动，会为你带来更轻松有力的呼吸。

流水不腐，户枢不蠹。生命在于运动，运动贵在坚持，坚持有氧运动是助力呼吸的重要武器，但科学、安全的运动才是王道。

抗阻运动：赐予你健美与力量

　　陈老汉是慢阻肺患者，除了走路久了会觉得气不够用外，最近又觉得走楼梯特别累，腿都迈不开，即使在稳定期也一样。他总觉得是自己的肺功能太差导致的，反复加用药物也没有改善，看了专科医师后，医师的治疗方案却是加强锻炼。他的孙子小陈平时总爱坐着玩手机，极少活动，肌肉也是松软的，看起来无精打采，去看医师，也是让他加强运动。运动还能治疗疲倦无力？那什么运动适合？接下来，肺部侍郎带你了解赐予你健美与力量的运动——抗阻运动。

1 抗阻运动是什么

　　抗阻运动就是对抗外来阻力完成的运动，这些阻力可来源于外物，也可来源于自身的体重。比如，爬楼梯需要对抗自身的体重，背书包我们需要对抗书包的重量。对抗阻力时我们的肌肉会发生收缩，而反复对抗一定强度阻力的训练，局部的肌肉纤维会发生轻微损伤，这种损伤会释放一些信号，使身体主动修复损伤，在损伤与修复过程中，肌肉量会逐渐增加，这也是抗阻运动赐予你健美与力量的原因。

现代社会的发展，伴随的是工业机械化和生活机械化，随着人类社会逐步进入智能化时代，很多人的工作方式也由体力劳动转向为脑力劳动，在提高生活便利性的同时，人们的活动也大大减少。比如，电梯的出现，减少了人对抗自身重力的爬楼梯活动；机器的出现，在解放人类双手的同时，也减少了人类的手提肩扛。活动的减少直接导致了体力的下降。对于有慢性呼吸系统疾病的患者，因呼吸困难不愿意活动，进而引起肌肉萎缩，这样就形成了恶性循环，结果就是想活动也有心无力了。此时，抗阻运动就是重要的专项训练方式了。

抗阻运动的时间不固定，当训练强度小、持续时间较长时，抗阻运动为有氧运动；而当训练强度大时，身体供氧不足，则为无氧运动。所以几种运动方式并没有绝对的界限。

2 抗阻运动好处多

人体中肌肉的占比大约在 35%，分为三类，分别是分布于内脏和血管的平滑肌，存在于心脏的心肌和包裹着骨骼、关节的骨骼肌。平滑肌和心肌收缩缓慢而持久，在自己的工作岗位上兢兢业业、不休不眠地工作，人的意识不能够控制他们的活动。而骨骼肌就像懒散的小朋友，需要大脑发出指令才会收缩。长期不活动的骨骼肌会变细、变小，力量减弱，看起来四肢纤细，似乎是很多人追求的减肥目标，实际上并不健康。尤其是因病长期卧床的患者，骨骼肌会明显地萎缩，呈现一种病态的瘦骨嶙峋。抗阻训练就是要迫使肌肉对抗外部阻力，强化收缩，提高肌肉的质量和力量，增加肌肉的耐力。

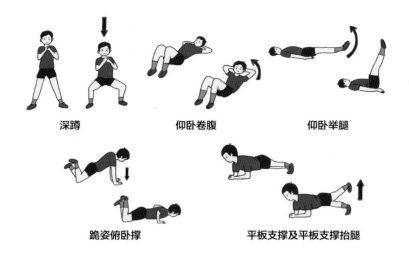

深蹲　　　仰卧卷腹　　　仰卧举腿

跪姿俯卧撑　　　平板支撑及平板支撑抬腿

呼吸肌中的肋间肌、背部的肌肉等也属于骨骼肌，通过抗阻运动也可以得到锻炼。膈肌是平滑肌的一种，所以在日常生活中，我们不需要额外去督促膈肌工作。但是，当我们通过抗阻运动锻炼肌肉时，需要更多的氧气原料，此时膈肌也得到了锻炼。长期规律的抗阻训练，能使呼吸肌变得强壮，自然让我们呼吸得更深、更有力。

同时，由于抗阻运动增加了人体的耗能，因此还可以减肥，降低高血压、糖尿病、肥胖等慢性疾病的发病率。

除此之外，肌肉包裹着我们的关节、骨骼，起到了辅助支撑的作用。肌力的增强，增加了关节的稳定性，保护人体活动时的平衡和稳定，减少关节的损伤，这对于老年人的生活质量也是大有裨益的。

坚持抗阻运动好处多，强身、健体、护关节，还能变帅、变美哦。

3 随时随地可以训练的抗阻运动

抗阻运动的形式很多，可利用自身体重进行，也可借助于外界的器械。我们熟知的举哑铃、深蹲、拉弹力带、俯卧撑、吊单杠等，都是抗阻运动。深蹲、俯卧撑和吊单杠都是利用自身重量进行的抗阻运动，对下肢力量、腰腹部的核心力量以及上肢力量都有不同程度的增强作用。也有使用器械辅助的抗阻运动，如弹力带、哑铃，更专业的像健身房中的卧推等。总之，抗阻运动形式多样，随时可练，能够满足各个阶段不同需求的人的选择。

抗阻运动的方式讲究个体化。深蹲、俯卧撑、拉弹力带、举哑铃的活动幅度小，空间和器械容易满足，可操作性和安全性较高。吊单杠需要在室外特定场所进行，容易受天气影响；除此之外，吊单杠对人的上肢力量和平衡能力要求较高，稍有不慎容易摔伤，老年人和儿童应谨慎选择。当需要增加抗阻运动强度时，就需要配合使用器械，专业器械能够更有针对性地对特定肌肉群进行训练，但是相对专业性较强，需要具备一定的健身知识或在专业指导下进行以保证安全。

在强度选择方面，也要量力而行。抗阻运动的强度以最大重复值（RM）百分比评估，1RM 指的是身体最多只能对抗一次的最大重量，当然，抗阻运动建议从低强度开始。一口气吃不成胖子，抗阻运动也并非一次见效，比如老陈拼了老命可以一个回合举起 10kg 的哑铃 10 次，那我们可以让他从 3kg 开始训练，主要是养成运动的习惯，长期坚持，根据自身的耐力逐步增加训练强度。老年人由于肌力下降、平衡感下降，因此做运动时更需要注意安全，避免跌倒或受伤。深蹲时可以在身后放个可固定的矮椅子，避免失去平衡向后跌倒。俯卧撑也可降低难度为站立俯卧撑：在一面墙前面站立，双手掌撑住墙面，将身体力量支撑在上肢之间。在运动时应选择防滑的运动鞋和舒适的运动衣物。

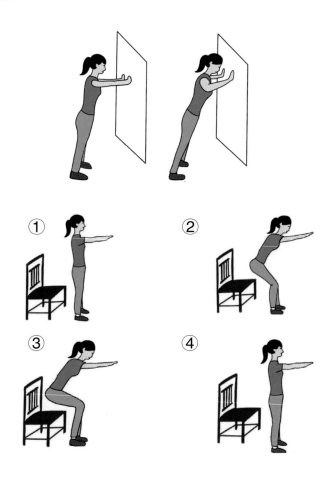

专门针对呼吸肌的抗阻训练可借助呼吸训练器，而训练的强度可用最大吸气压（MIP）评价吸气肌力，用最大呼气压（MEP）评价呼气肌力，这两个指标都是可以通过肺功能检测

而得到。比如慢阻肺的患者，可以从 30% 的 MIP 或 MEP 水平开始，持续训练 4 ~ 6 周后，训练负荷可逐渐增加至 50% ~ 60% 的 MIP 或 MEP 水平。如果想训练肌力，一般是高强度训练，比如 60% ~ 70% 的 MIP 或 MEP 水平，但每次的锻炼次数可酌情减少，持续时间酌情缩短；如果想训练呼吸肌的肌力，那么需要减弱训练强度，增加锻炼次数和延长持续时间。

真是，吸气、呼气各不同，精准锻炼还需精确测量。

肺|部|侍|郎

抗阻运动是肌肉的助力器，长期坚持可以让我们更结实、更健康，让呼吸更轻松，让活动更自如。

太极拳：刚柔并济助呼吸

通过以上几节的介绍，想必大家对几种运动有一定的了解，其实现实生活中，几种运动方式在一种锻炼中是难以截然分开的，比如肺部侍郎接下来要介绍的太极拳，是将有氧运动、抗阻运动、呼吸训练等都融合其中，既可强身健体又可助呼吸，为老少皆宜的健身功法。

1 源远流长的太极拳

太极拳的历史可谓源远流长。道教拳谱记载太极拳起源于黄帝。南北朝时，韩拱月受傅大士"空手把锄头，步行骑水牛，人从桥上过，桥流水不流"的影响，提出了三节九式太极小九天。此后经过历代发展，形成了陈式、杨式、吴式、武式、孙式以及和式太极拳等多个流派。20世纪50年代，国家体育总局以杨式太极拳为主，编撰简化太极拳二十四式，融合了健身、娱乐、养性、技击等功能。

太极拳自带神秘的东方气质。它是融合两仪、四象、八卦等传统阴阳理念的拳法，既是一项体育运动，也是一种健身项目，具有内外兼修、柔和缓慢、刚柔并济的特质，被视为具有传统特色的大众运动。

可以说，练习太极拳不但能强身健体，也能体现文化自信，现在体现的是新传统文化的潮流，不再是老年运动的代名词，也是年轻人喜爱的酷运动。

2 太极拳真的是运动吗

太极拳看似缓慢柔和，但动作幅度偏大，对肌肉控制要求强，对四肢特别是下肢力量要求偏高，完成其动作能起到协调肌肉、增强四肢力量的作用，打一套太极拳后也是会出一身汗，是名副其实的体育运动。

除了锻炼肢体以外，太极拳动作舒缓，可使全身肌肉舒展。在练习过程中，意体相随、意气相和，调整思想、调节呼吸，配合拳法姿势，可放松身心、锻炼呼吸、改善心情、舒缓情绪。另外，太极拳的练习还可以改善老年人的平衡稳定能力，减少跌倒摔伤。

因为其强度合理，动作编排又符合运动学和生理学的规律，属于有氧运动，对老年人来说，也相对安全。而对于慢阻肺、支气管扩张等患者来说，太极拳能锻炼呼吸肌以及呼吸控制能力，增强活动能力，改善呼吸困难症状。

有别于其他运动，太极拳动作圆活柔缓、协调连贯、呼吸自然、心静意专，是真正的集"四两拨千斤"之大成者。太极拳既是中国功夫的代表，也是名副其实的运动项目。

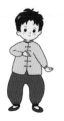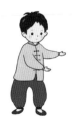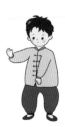

3 如何练习太极拳？练习时有什么注意事项

肺部侍郎整理了二十四式太极拳的动作要领，希望能帮助大家理解。太极拳法的具体学习可参考附赠视频。

手机扫描二维码

观看视频学养生

	招式	动作口诀
第一式	起势	双脚开立，双臂前举。
第二式	左右野马分鬃	收脚抱球，左转出步，弓步分手；后坐左足尖外撇脚，跟步抱球，右转出步，弓步分手；后坐右足尖外撇脚，跟步抱球，左转出步，弓步分手
第三式	白鹤亮翅	跟半步胸前抱球，后坐举臂，虚步分手
第四式	左右搂膝拗步	左转落手，右转收脚举臂，出步屈肘，弓步搂推；后坐左足外撇脚，跟步举臂，出步屈肘，弓步搂推
第五式	手挥琵琶	跟步展手，后坐挑掌，虚步合臂
第六式	左右倒卷肱	双手展开，提膝屈肘，撤步错手，后坐推掌
第七式	左揽雀尾	右转收脚抱球，左转出步，弓步撑臂；左转随臂展掌，后坐右转下捋；左转出步搭腕，弓步前挤；后坐分手屈肘收掌，弓步推掌

招式		动作口诀
第八式	右揽雀尾	后坐扣脚，右转分手，收脚抱球；右转出步，弓步掤臂，右转随意展掌；后坐左转下捋，右转出步搭手，弓步前挤；后坐分手屈肘收掌，弓步按掌
第九式	单鞭	斜落步右转举臂，出步勾手，弓步按掌
第十式	云手	右转落手，左转云手；并步按掌，右转云手；出步按掌，重复2次
第十一式	单鞭	斜落步右转举臂，出步勾手，弓步按掌
第十二式	高探马	跟步后坐展手，虚步推掌
第十三式	右蹬脚	收脚收手，左转出步；弓步划弧，合抱提膝，分手蹬脚
第十四式	双峰贯耳	收脚落手，出步收手，弓步贯拳
第十五式	转身踏左脚	后坐扣脚，左转展开，回体重合抱提膝，分手蹬脚
第十六式	左下势独立	收脚勾手，蹲身仆步；穿掌下势，左足撇脚左腿弓腿；扣脚转身，提膝挑掌
第十七式	右下势独立	落脚左转勾手，蹲身仆步，穿掌下势；右足撇脚右腿弓腿，扣脚转身，提膝挑掌
第十八式	左右穿梭	落步落手，跟步抱球，右转出步，弓步推架
第十九式	海底针	跟步落手，后坐提手，虚步插掌
第二十式	闪通臂	收脚举臂，出步翻掌，弓步推架
第二十一式	转身搬拦锤	后坐扣脚右转摆掌，收脚捏拳，垫步搬锤；跟步旋臂，出步裹拳拦掌，弓步打拳
第二十二式	如封似闭	穿臂翻掌，后坐收掌，弓步推掌

招式	动作口诀
第二十三式　十字手	后坐扣脚，右转左撇脚分手；移重心扣脚划弧，收脚合抱
第二十四式　收势	旋臂分手，下落收势

练习时注意小贴士。

1. 每次练习时间控制在 30 ~ 60 分钟，若年老体弱者不能坚持长时间练习，可根据自身情况缩短时间，但应每日坚持，这样也能达到较好的效果。

2. 选择空气清新、光线明暗适中的场地作为练习地点，比如庭院、大厅均可。练习过程最好不要中断，以免影响健身效果。

3. 在练习之后如身体出汗应及时用毛巾擦干，保持身体干爽。不要立刻脱衣服或者吹冷风，也不要立刻用冷水洗澡。

4. 酒后或饮食过饱不建议练习太极拳，剧烈运动后或者心情未平静时也不建议练习太极拳。可稍作休息，待身体和情绪平和后再进行练习。

5. 练习过程中可穿宽大、舒适、透气的衣物，搭配柔软合脚的运动鞋，避免跌倒。年老体弱者或慢性疾病患者，应根据自身情况调整习练动作、幅度及时间。

太极拳便于大家居家锻炼，不受时间、地点及其他外在因素的约束，便于推广，坚持锻炼能达到肺康复的目的。

太极拳内外兼修、刚柔并济，缓慢柔和，坚持练习，人人都能做"功夫熊猫"。

八段锦：最美古典健身操

　　八段锦历史悠久，早在马王堆汉墓出土的《导引图》中已经可以看到与八段锦动作相似的图式，号称中国长寿操。八段，是八组动作；锦，锦缎之意，比喻动作舒展优美，如锦缎般优美、柔顺。八段锦对大众来说并不陌生，但大多数人的认识仅局限在锻炼身体，至于八段锦有什么好处？哪些人群适合？怎么练？很多人并不知晓。本节肺部侍郎带大家了解这一最美古典健身操——八段锦。

1 古老而常青的八段锦

　　如上所述，八段锦历史悠久，但经过历代发展，至清末立式八段锦的名称和歌诀才固定下来，并绘有图谱，形成了完整的动作套路。直到 2003 年，人民体育出版社出版了《健身气功·八段锦》功法，以推广普及此功法。

　　和太极拳不同，八段锦最早的出现并不是拳谱、招式，而是舒展筋脉、活血通络、养气壮力的健身功法。其脱胎于导引之术，来源于古代劳动人民生活中的锻炼和吐纳实践。吐纳，吐故纳新，与呼吸关系密切。因此，八段锦的诞生就是源于人民的养生需求，它的动作柔和舒缓，可以充分地放松身体，同时配合呼吸调理心情和精神，以达到养生的目的。在人们对保健日益关注的年代，八段锦有着勃勃生机。

八段锦运动强度属中小级别，能用于练习耐力，训练呼吸肌，所以更常用于呼吸系统疾病的患者。

2 八段锦有什么优势

八段锦可以放松身体、调畅气血，改善呼吸功能的作用尤其明显。在练习过程中，需要锻炼者气沉丹田，尽量深呼吸、慢呼吸、匀呼吸、柔呼吸，配合肢体动作，舒展手足三阴经、三阳经，让呼吸与身体意念互相结合，最终达到舒展筋脉、活血通络、养气壮力的锻炼目的。所谓"调心、调神、调息"相结合，提高呼吸控制能力，并锻炼呼吸肌力，呼吸困难自然也可以有所缓解了。

八段锦还可以提高全身肌力和耐力，并给你带来快乐。虽然八段锦动作和缓，但松中有紧、松而不懈，控制能力要求高，可以提高老年人的四肢力量和耐力，增强关节灵活性和身体的稳定平衡能力。通过改善运动耐力以及呼吸能力，可以让慢阻肺等呼吸困难患者走得更远、更轻松，从而改善疾病给患者带来的抑郁、焦虑，让人感到放松和愉悦。

3 如何练习八段锦？有什么注意事项

八段锦有八大招式，让我们一起来研习，还附有视频哦！

手机扫描二维码
观看视频学养生

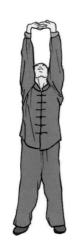

双手托天理三焦

第一式
双手托天理三焦

直立，双足分开，与肩同宽。膝微屈，双手交叉于腹前，掌心向上。双腿缓慢挺膝，双臂内旋向上托起直至肘关节伸直。身体重心慢慢下沉，膝关节微屈，双臂分别向体侧下落。

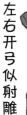
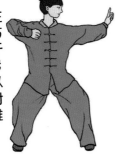

左右开弓似射雕

第二式
左右开弓似射雕

身体重心右移，左脚向左侧横开，身体下蹲成骑马步。双手向上搭腕。右手屈指成爪，拉至肩前，左手成八字掌，立腕，似拉弓搭箭。左脚随即收回，并步站立，双掌分别由两侧下落，捧于腹前，目视前方。左右手交替反复进行。

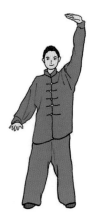

调理脾胃须单举

第三式
调理脾胃须单举

双腿缓慢挺膝伸直，左掌上托，肘微屈，掌心向上，力达掌根。右掌内旋下按至右髋旁，肘微屈，掌心向下，力达掌根。松腰沉髋，重心下移，双腿微屈，左右手交替反复进行。

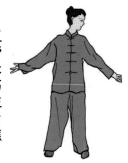

五劳七伤往后瞧

第四式
五劳七伤往后瞧

双腿缓慢伸直，双臂向两侧伸展，掌心向后，双臂外旋，掌心向外，头向左后转，目视左斜后方。重心下移，双膝微屈，双臂内旋按于髋旁，掌心向下，目视前方。另一侧动作同。

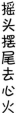

摇头摆尾去心火

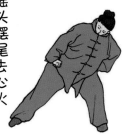

第五式
摇头摆尾去心火

身体左移，右脚向右横迈，双腿自然伸直，双掌上托，下按，目视前方。双腿屈膝半蹲，双掌扶于大腿上方，上半身先向右倾，随之俯身。身体重心从右移向左，身体由右向前向左旋转，目视右脚。下颌微收，目视前方。左右交替。

两手攀足固肾腰

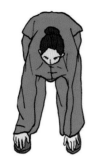

第六式
两手攀足固肾腰

挺膝站立，双臂举起外旋至掌心相对，下按至胸前，掌心朝下，顺腋朝下往后插，至背部停。沿脊柱两侧朝下摩运至臀部，上体随之前俯，双掌继续向下，过脚置于脚面，抬头，双掌沿地面前伸，随之带动上体起立，双臂伸直上举，目视前方。

攒拳怒目增力气

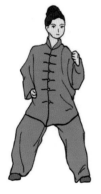

第七式
攒拳怒目增力气

身体重心右移，左脚向左横跨，半蹲成马步，双手握拳。左拳缓缓用力向前击出，瞪目。左臂内旋，左拳变为掌，虎口朝下，左臂外旋，左掌向左缠绕，变掌心向上后握拳，左拳回收、内旋至腰际，拳眼朝上，目视前方。左右手交替反复进行。

背后七颠百病消

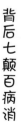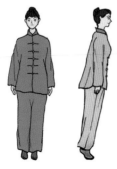

第八式
背后七颠百病消

双脚脚后跟向上提起，头上顶，动作稍停，目视前方。双脚脚跟向下落地，轻震地面，目视前方。

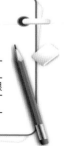

我们再来看看练习过程的注意事项。

1. 八段锦的练习不需要额外的器械辅助，也没有场地限制，但最好选择在空气新鲜、安静的地方，避免直面风吹日晒的环境。

2. 一般情况下，建议每日练习八段锦 1 次，每次 15～30 分钟。练习须根据个人情况而定，尤其是初练者，可适当降低运动强度和持续时间。

3. 熟悉动作后，应注意身体重心的变换及平衡调节，四肢动作柔和缓慢、衔接流畅。

4. 避免过饱或空腹练习，如有身体不适、发热、出血、外伤或慢性疾病急性发作等情况时，应暂停练习。在练习过程中，如果出现头晕、恶心、四肢乏力等情况时，应立刻暂停练习。老年人应注意防止跌伤。

八段锦的锻炼不受时间、地点等因素的约束，要坚持锻炼，相信坚持会带给你惊喜。

肺|部|侍|郎

如锦般流畅、如织般柔顺的八段锦，你值得拥有！

呼吸八段锦：我们的呼吸养生操

上一节我们介绍的传统八段锦是立式八段锦，以调身、调心、调息为核心，是使身心愉悦的锻炼功法。但对于部分严重慢性肺病的患者来说，坚持站立完成锻炼有一定难度。为此，广东省中医院呼吸与危重症医学科与康复科总结了多年中医肺康复的经验，根据慢阻肺患者的病理、生理特点，结合八段锦的功法内涵创作了这一套养生操——呼吸八段锦。

1 不一样的八段锦

呼吸八段锦将呼吸操与八段锦功法融合，以经络学说为指导，将传统中医呼吸吐纳法、经络刺激、导引术与现代肺康复训练结合起来，具有调畅脏腑气机、畅通经络气血之效。

慢阻肺等慢性呼吸系统疾病的患者在活动后都容易出现咳嗽、气喘等症状，该功法立足于疾病的特点，跟传统八段锦功法相比降低了运动强度，加强了呼吸功能的锻炼，对肺功能不理想的人来说更具有实操性。这套功法动作柔和缓慢，可站立锻炼，也可坐着锻炼，属于中 / 低强度运动，对练习者膝关节等功能要求低，安全性高。

另外，功法经过了几年的临床实际运用，不断优化和改进，效果良好，实用易学，建议慢阻肺患者或者家里人掌握并坚持锻炼。

2 如何练习呼吸八段锦？有什么注意事项

快来看看这简单易懂的教程。

第一节：攥拳叹气松筋骨

坐位 / 站立位，双手置于膝盖 / 自然下垂，噘嘴吹气。鼻子吸气，同时双拳握紧。闭气瞪目，叹气松拳。重复 4 次。

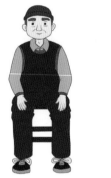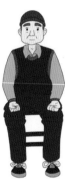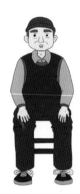

解　读

该动作包含了松弛训练、缩唇呼吸，以及中医调神、调息的内涵。

通过用力握拳，系统收缩、舒张骨骼肌肌群，松弛全身肌肉，缓解紧张情绪。

缩唇呼吸，可减缓呼吸频率，调整呼吸节律，舒缓因呼吸困难带来的紧张情绪。

第二节：双手托天气纳海

坐位／站立位，双手置于腹前／自然下垂，噘嘴吹气。鼻子吸气，双手同步上举，速度与吸气一致，同时气沉丹田，腹部鼓起。闭气保持，噘嘴缓缓吹气，同时双手缓缓归位于腹前，腹部凹陷。重复8次。

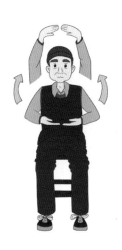
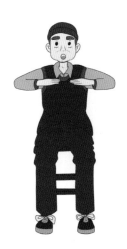

解　读

　　该节动作主要包括了缩唇呼吸、腹式呼吸训练。

　　中医理论认为，肺主气，肺是人体气体交换的场所；肾主纳气，维持呼吸的深度与节律。

　　二者相互作用，使人体呼吸运动正常，脏腑气机调畅。

第三节：左右开弓气自如

坐位 / 站立位，双手置于腹前 / 自然下垂，噘嘴吹气。头向一侧，双手举弓，吸气拉弓。吹气成箭，双手归位。左右交替，重复 8 次。

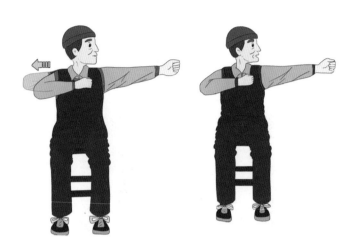

解　读

　　该节动作在缩唇呼吸、腹式呼吸训练的基础上，配合上肢、肘部运动。

　　通过上肢、肘部的拉伸和扩张，可增加胸廓活动度，增强呼吸肌力，促进血液循环，改善呼吸功能。

第四节：凝韵静神吐故息

坐位／站立位，双手置于腹前／自然下垂，噘嘴吹气。鼻子吸气，双手同步上抬至脐上。闭气同时双掌下翻，嘴巴张开。双掌下压同时用力哈气。重复 4 次。

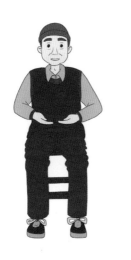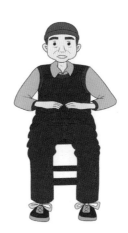

解　读

　　该节加入用力哈气动作。可促进痰液排出。

　　"吸气为补，呼气为泻"，用力呼气呼出更多浊气，通过用力呼气时产生的震动，促使分泌物产生震荡，从而促进排痰。

　　此动作对于慢阻肺痰液不易咳出的患者尤其适合。

第五节：单足上抬缓吐纳

站立位，双脚自然分开，双手打开约 30°以保持平衡，噘嘴吹气。鼻子吸气，同时单足慢慢抬起（足跟离开地面即可）。闭气保持。噘嘴缓缓吹气，下肢归位。重复 8 次。

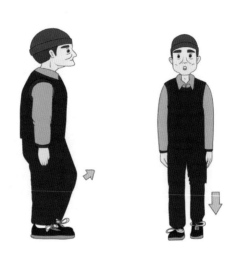

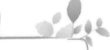

解　读

　　该节动作将呼吸吐纳与下肢导引相结合，调心、调身、调息相结合，通过意念控制肢体运动和呼吸运动。

　　这一节的动作要点在于"慢"，缓慢的等张运动可增加运动量，加强肌肉锻炼，从而改善呼吸功能。

第六节：平举下蹲气归一

站立位，双脚分开与肩同宽，噘嘴吹气。鼻子吸气，同时双手抬起至 90°，双腿稍稍下蹲（不到 90°）。闭气保持。噘嘴缓缓吹气，下肢归位。重复 8 次。

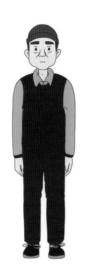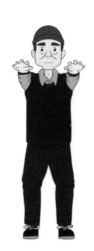

解　读

　　该节动作将呼吸吐纳与四肢运动配合。手起膝曲，配合呼吸吐纳，经络气血循环周流，互相交贯，有利于气血脏腑调和。

第七节：穴位拍打咳喘停

站立位，双脚分开与肩同宽，噘嘴吹气。鼻子吸气，单侧上肢抬起 135°。闭气，上肢拍打定喘 2 次。噘嘴缓缓吹气，上肢归位，左右交替。重复 8 次。

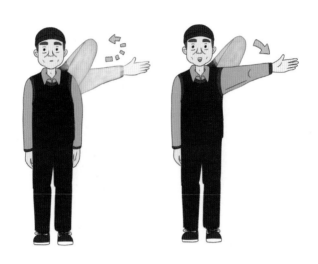

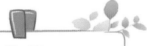

解　读

该节将呼吸吐纳与穴位拍打相结合。

定喘穴位于背部第 7 颈椎棘突下旁开 0.5 寸，有止咳平喘之效。通过穴位拍打刺激，能疏通经络、宣肺止咳平喘。

第八节：背后七颠百病消

站立位，双脚分开与肩同宽，噘嘴吹气。鼻子吸气，足尖用力足跟悬，同时身体上顶手下按，闭气保持。嘴巴呼气足下落，身体颠簸。重复 8 次。

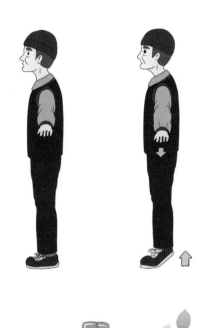

解　读

此节更注重于呼吸配合。在足跟悬起、下落的过程中，身体颠簸，可震荡脊柱、下肢，达到调理督脉、膀胱经、畅通周身气血，使筋骨顺而气血行，气血行则脏腑调。

3 练习过程中应注意的问题

1. **以保证安全为先**　呼吸八段锦可根据年龄、活动能力、呼吸困难严重程度、耐力等个体状况选择不同的节段练习，严重呼吸困难的患者锻炼时可边吸氧边练习，同时配合外周血氧监测。心肺功能差、呼吸困难严重或下肢功能差的患者，可选择坐位练习。

2. **分阶段练习**　初学者以熟习动作要领为先，熟练后四肢运动与呼吸吐纳相结合，最后达到形与神合、气寓其中。

3. **根据患者个体情况设定运动量**　建议每周锻炼 3 ~ 5天，每天至少 20 ~ 30 分钟。锻炼过程中如出现呼吸困难加重、心慌、头晕、眼前发黑，及时休息并吸氧，后续的运动量也需要调整。

4. **锻炼时平心静气**　条件允许最好选择空旷、绿化好、空气清新的场所，清晨练习尤佳。

下面是视频链接，熟练掌握，循序渐进，才能轻松呼吸每一天！

手机扫描二维码

观看视频学养生

肺|部|侍|郎

呼吸八段锦，传统中医理论＋现代肺康复训练＝宣通肺气、畅通气血经络，快来收藏这份秘籍吧！

六字诀：呼吸吐纳显神功

　　六字诀，不是武侠片里的神功，也不是小说里的内功秘籍，而是我国古代流传下来的传统养生健身功法，通过字诀方式帮助大家掌握呼吸吐纳的技巧，相当于与健身功法相配套的内功法，用于调整和锻炼气息。虽然不是武侠世界的绝世功夫，但真真切切能让你呼吸更顺畅。

1 六字诀到底是什么

　　六字诀是古代流传下来，通过呼气吐字，发音共振，发出"嘘、呵、呼、呬、吹、嘻"6种声波的一种吐纳功法。它有些非常酷炫的别名——祛病延年六字法、六字延寿诀、太上玉轴六字气诀。

　　六字诀历史悠久，距今已流传 1 000 多年。在《黄庭内景经》中详细阐述了肺、心、脾、肝、肾、胆 6 个脏腑的养生理论，为六字诀的产生奠定了理论基础。六字诀正式出现是在南宋陶弘景的《养性延命录》中："凡行气，以鼻内气，以口吐气。微而引之名曰长息。内气有一，吐气有六。内气一者，谓吸也；吐气六者，谓吹、呼、唏、呵、嘘、呬，皆出气也。"意思是说，呼吸的时候用鼻吸气，经口呼气，吸入气体后，通过这六个字来将气体呼出，这就是六字诀的雏形。药王孙思邈继承六字诀的学术思想，并对吐纳法加以具体发挥，主张导引术与六字诀的结合，随后各朝代又各有补充，丰富了六气诀的内涵，有把导引动作融入的，有将五行生克原理运用到六字诀中的，更有与季节相结合的。

发展到今天，其内容纷繁复杂，所以国家体育总局化繁为简，形成现在的健身功法——六字诀。

2 六字诀功法有什么功效

六字诀归于健身气功大类，但其实是一种养生吐纳法，或者说是古典呼吸操。通过"嘘（xu）、呵（he）、呼（hu）、呬（si）、吹（chui）、嘻（xi）"6个字的不同发音口型，使唇、舌、齿、喉产生不同的形状和位置以牵动与舌相关的经脉调动脏腑经络气血运行，对应肝、心、脾、肺、肾、三焦，使脏腑达到功能康复。同时声音的变化也可以反映脏器疾病。

尤其是现代《健身气功·六字诀》的编创，使传统六字诀的动作更合理，形态更优美。功法的锻炼特色明显，是兼具养生和体育功能的功法。对于慢性呼吸道疾病的患者而言，通过在呼气时发出"嘘、呵、呼、呬、吹、嘻"6个音，配合发音调息，以及导引动作，可达到增加疾病防御的功能，调理肺脏气机，调补肝、心、肺、肾诸脏，调理营卫的目的。

说得简单点，就是六字诀对提高运动耐力、减少慢阻肺急性加重、保持肺功能和改善生存质量有效果，值得我们练起来。

3 如何练习六字诀大法？有什么注意事项

六字诀健身功法的具体动作示范，本书有附赠视频可参考，读者可以自行研习。这里肺部侍郎列举一些动作要领帮助大家理解。

手机扫描二维码

观看视频学养生

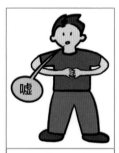

双手叠放于小腹，唇齿微张，舌放平，气息过舌两边及槽牙空隙，慢慢呼出。

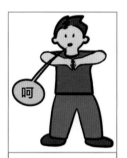

双臂抬起，手心朝下，肘肩下沉，放松、调整呼吸，唇齿张开，舌微微后缩。

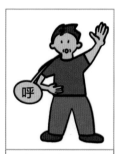

吸气时，右手手心向上提至胸前后继续向外上方托起。口唇自然噘成圆形，同时舌微微下沉。呼气尽后左右手交替。

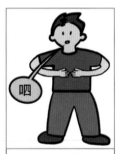

十指相对，掌心向上，从腹部提起，至胸前翻转，掌心向外、向前。

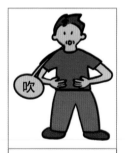

随吸气，两手抬至胸前，指尖相对，肚子前抱成球状，舌尖轻抵在上齿内侧，唇齿稍微张开。

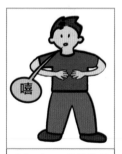

吸气时，双臂从腹前上提，手心向上，指尖相对，直至胸前，而后掌心向外。

练功注意事项有以下几项。

1. 练功地点选择在空气清新、环境安全之处。练功服要以宽松、舒服为主，不要穿紧身衣。鞋子以防滑的运动鞋为主，不要穿高跟鞋或者拖鞋。在练习过程中，动作缓慢，注意保持平衡，避免跌倒。

2. 练习结束后，可做一些简单的收功动作，如搓手、搓脸、肢体拍打等。

3. 在练习六字诀的过程中，发声吐字要准确到位，感受气流在口腔内的流动感。

4. 注意气息的调整，由慢变急、由清变浊，先出声，后无声。初学者呼气出声的方法有利于口型及声音的校准，待熟练后，再逐渐过渡为呼气轻声。

肺 | 部 | 侍 | 郎

六字诀可不是简单的动动嘴秘籍，不仅可以调节呼吸，还可以调理五脏六腑，快来一起学习吧！

冥想：心情愉悦的法宝

小陈是一名哮喘患者，因为按时用药、按时复诊，哮喘控制得不错。同时和很多年轻人一样，她也是一名瑜伽爱好者，平时喜欢和朋友们一起练练瑜伽。最近她的朋友圈开始流行瑜伽冥想，身边的朋友也是经常与她热聊和分享冥想心得，小陈很想尝试，希望能融入自己的瑜伽小分队。她也经常听专科医师跟患者提肺康复、运动肺康复。她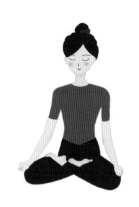担心练习冥想瑜伽和自己的哮喘有冲突，也担心这种新兴的运动方式是只有热度没有实效，不仅不适合自己，还和其他运动康复方式有冲突，所以专程来咨询。

1 看似玄乎的冥想

提到冥想，大家可能都觉得是新晋的网红锻炼和精神内修方式，被很多企业高管热捧，甚至广泛流传于西方上流社会，俨然一副高端锻炼休养方式的模样。实际上，冥想早已不是新鲜事物，甚至可以说是源远流长。它最早起源于公元前的印度，至公元 3 世纪逐渐发展成为冥想技术。近年来，<u>随着</u><u>医学特别是心理学的发展，冥想作为多样化的心智锻炼措</u><u>施，被广泛应用于心理学领域。</u>

那么，这称为东方玄学，带着神秘色彩的冥想，到底是什么样的锻炼方式呢？

事实上，冥想可以说是一种将其他掺杂有欲念的思考排除出去，专注沉浸于爱心和慈悲感的思维状态，一种独特的、可强化自己注意力和情感意识的精神锻炼，通过净化心灵和心理减轻压力，以获得幸福、智慧、平静、慈悲、解放及开悟等方面的超脱。这和强调"慎独、慎行"和"自省吾身"的中国传统精神内核有异曲同工之妙。

冥想这种古老而又焕发新生的方式，其实是自我审视和自我排除杂念的精神锻炼方法之一。

2 冥想让你更快乐、更勇敢、更顺畅地呼吸

虽然冥想本身不能改善呼吸功能，但当你沉溺于呼吸不给力带来的不适、焦虑、恐惧时，你可能会感到沮丧，难以有效控制呼吸，使呼吸训练效果打折扣，甚至对身边的人与事提不起兴趣，不能集中注意力完成想做的事，工作效率下降，晚上难以入睡，长此循环或会加重症状或增加更多的症状。这个时候，冥想是一种很好的锻炼途径。

科学家们进行了关于冥想的研究，发现熟练掌握冥想技术的人，能使负责注意力和综合情绪的大脑皮质变得活跃，而与恐惧情绪有关的区域活动性降低，从而使人更容易集中精神，并且变得勇敢、快乐、自信，同时有利于呼吸的调节和

控制。

冥想中最常用且基础的方法是观呼吸，是呼吸控制的方法，我们可以简单理解为调节呼吸的训练。通过缓慢的呼吸，调整过快的节律，使人放松、摒除杂念，缓解呼吸困难症状，助力呼吸。

对于部分肺功能已损伤的人，虽然无法让肺功能完全恢复到正常，但通过冥想调整呼吸节律、转移注意力、放松心情，可减轻呼吸困难，缓解抑郁、焦虑、恐惧等情绪，以平和的心态接受疾病。同时结合呼吸训练改变不正确的呼吸方式，锻炼呼吸功能，利用有限的肺功能尽量维持正常的日常生活、工作和社交，使得心情舒畅，成功感倍增，夜间也能助力睡眠。

白天有信心，夜间有安眠，呼吸顺畅有希望。

3 一起进入冥想圈

开始训练时，我们需要一个相对安静的环境，比如客厅或卧室，穿上宽松舒服的衣服，在舒适的靠背凳子上坐下，坐直身体，轻轻靠在椅背上，闭上双眼，用鼻子缓慢呼吸。然后想象一个雨后你在湖边，风轻轻拂过你的脸，清凉的湖水沾湿你的双脚；草儿绿油油，鸟儿在啼叫，蝴蝶在花间飞舞，空气中弥漫着清甜的味道；用鼻子深吸一口气，感受花香，深深吸到腹底，然后用嘴缓慢地呼气，将身体中的浊气排出。随着呼吸，用心感受大自然，可以感受到身体逐渐变得轻盈，将蓄积的消极情绪驱除出体外，压力消散，取而代之的是内心的安宁、愉悦。整个训练过程中吸气、呼气循环可以结合腹式呼吸、鼻吸嘴呼气等呼吸操要领，使得呼吸操的锻炼更为专注、平和，强化呼吸操的训练效果。每天 1～2 次，每次持续约 20 分钟。我们可以从心理治疗师、与冥想相关的书籍、教育视频等资源获取更多的正能量以及让人愉悦的冥想场景指引，使思想和身体更专注于呼吸锻炼的感受中。

　　如果你心情烦闷，遇到不顺心的事，呼吸不顺畅，在规范使用呼吸专科用药的同时，可以随时有意识地进入冥想，及时调整呼吸状态及情绪。将空气慢慢吸入肺部，鼓起腹部，再慢慢塌下，呼气，体验这种流动感。通过短时间的冥想，不被坏情绪牵着鼻子走，专注于自己的躯体与内心，调整好状态，重新回到有控制的呼吸上，进而集中注意力做当下的事。

　　心情不美丽，冥想来助力，让我们以静制动，与冥想共舞！

肺|部|侍|郎

　　存我之思，观我之想，炼我之魂，强我之体！

四季养肺，肺好你才好

中医养生历史悠久，数千年来为中华民族的繁衍昌盛作出了杰出的贡献。春生、夏长、秋收、冬藏，中医养生讲究"天时、地利、人和""天人合一"，不同的季节有不同的调养重点，而肺作为人体的相傅之官，按照四季的变化调养好肺脏，助力呼吸，对全身的健康也有着重要意义。说起养生，老百姓都能说出点小道道，信息来源也很多，这些信息到底对不对？以下由肺部侍郎为大家讲解一下四季养肺的要点。

1 春季阳气升发，养肺阳护肺康

春天是一年的开始，一切生机的开端，所以"立春"也叫"开春"。春回大地，万物复苏，阳气升发，一派欣欣向荣的景象，很多人也会心情愉悦，迫不及待地脱下厚厚的冬衣外出踏青，感受久违的春天气息。肺部侍郎提醒你，春天养阳气很重要。

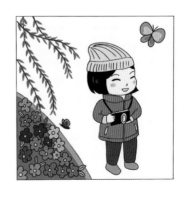

春季宜早起活动，舒展阳气。春天作息讲究晚睡早起。这里的"晚"可不是让你可以心安理得地熬夜，而是表明春天渐至，日长渐长，人也应该增加清醒活动的时间，相对于冬天的早睡晚起来说，可以适当地晚睡一点，早起一点。

"春天要捂"，春天乍暖还寒，早晚气温仍会比较低，有时还会"春寒料峭"，所以厚衣服还不能脱得太早。春风拂面，带来的不仅仅是春的气息，也带着各种各样的病原体或者过敏物。因为春天万物生长，尘螨等微生物也逐渐活跃，加上环境中的柳絮、花粉等过敏原增多，对过敏性鼻炎、支气管哮喘等患者来说，确实不太友好。肺为人体的"华盖"，外邪侵袭，首先受累的就是肺，所以，春天还是要捂，肺气弱的人群还要戴好口罩，避免外邪入侵。

我们可以通过运动舒展肺之阳气。太阳出来的时候，可以适当活动，舒展阳气。无论是慢走、八段锦、呼吸八段锦、太极拳，还是练习瑜伽、做拉伸运动，各项有氧运动都可以舒展筋骨、疏通经络。运动过后，气血流通，阳气随之得到舒展，阳气升发，流转周身，以顺应季节特点。

艾灸更是呵护阳气的妙招。可选择神阙、关元、足三里等穴位（每穴每次 10～15 分钟，每日 1 次，连续 7 天）以温培中焦。对于过敏性鼻炎的朋友，可以加灸大椎、风门、肺俞等穴位，有助于温散寒邪，改善鼻部不适症状。

艾灸注意小事项。

（1）艾灸时间：以白天为宜，不要在饭前空腹时及饭后立即艾灸。

（2）艾灸火力的调节：将艾条一端点燃，对准穴位，距皮肤 3～5 厘米，使患者局部有温热感而无灼痛为宜（糖尿病患者应当用感觉灵敏的手指感受皮温），至皮肤出现红晕即可，防止烫伤。

（3）艾灸顺序：先灸上部，后灸下部。

（4）灸后处理：在艾灸前后，可喝一杯温白开水，有利于防止上火。艾灸后半小时内不要用冷水洗手或洗澡。

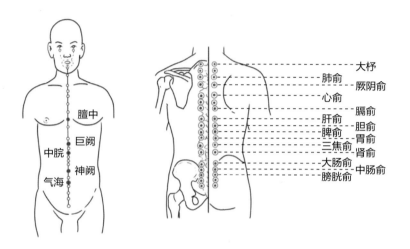

膻中
巨阙
中脘
神阙
气海

大杼
肺俞
厥阴俞
心俞
膈俞
肝俞
胆俞
脾俞
胃俞
三焦俞
肾俞
大肠俞
中肠俞
膀胱俞

春来阳气如柳梢，舒展活动配合好，调脾温中护阳气，至夏葱葱枝叶招！

2 夏日炎炎，警惕寒凉伤肺

骄阳似火的夏日，不只带来了酷热，也带来了西瓜、荔枝、龙眼等甘甜美味的水果，现代科技赐予的冰箱与空调，让很多人不惧怕夏天了。但，身体想爽快，肺却怕清凉变寒凉，一不小心就动了"肺的阳气"。

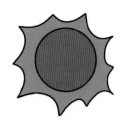

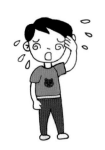

　　夏季人体阳气充沛，通过活动可以使体内的阳气自然得到宣散，以顺应阳气的升发和充实。这是顺应夏气、保护身体功能旺盛滋长的法则。

　　皮青瓤红的西瓜，冒着雾气的冰棍，凉风丝丝的空调房，惬意人生不过如此，然而"形寒饮冷伤肺"，下一秒可能就会出现鼻塞、流涕、腹痛、肌肉酸痛、关节疼痛甚至咳嗽等不适。夏季人体肌肤腠理大开，动一下就容易汗出，容易受到风寒湿邪气侵袭。此处亦须注意，夏季养阳气，要活动，并不是说要在户外暴晒，夏季养肺第一点，先要避其锋芒，谨防中暑。

　　夏季应该早睡早起，户外运动安排在相对凉爽的早晚。空调不是不能开，需要温度合适，室温在 26～28℃ 为宜，风速以可感受微风为宜。烈日直晒或大汗淋漓时不应直接进入空调房，在阴凉环境下静息一段时间后才能进入。进入空调房应遮盖肩颈、手臂、背部等，不宜在空调出风口长时间直吹。沐浴后亦不宜立即进入空调环境，待身体干爽并适应室温后，再进入空调房。同时，忌在空调房中久坐，特别是有慢性呼吸系统疾病的患者肺气亏虚，容易感受寒邪。可以在空调房内适当运动，如八段锦、太极拳甚至慢跑、踏车、瑜伽操等，以达到微微汗出的效果，运动后及时擦干汗液。

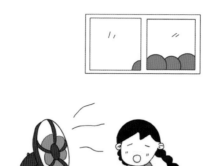

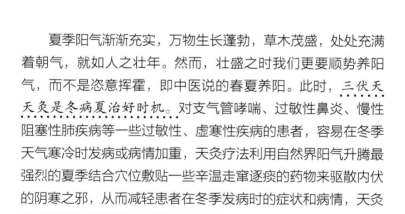

　　夏季阳气渐渐充实，万物生长蓬勃，草木茂盛，处处充满着朝气，就如人之壮年。然而，壮盛之时我们更要顺势养阳气，而不是恣意挥霍，即中医说的春夏养阳。此时，三伏天天灸是冬病夏治好时机。对支气管哮喘、过敏性鼻炎、慢性阻塞性肺疾病等一些过敏性、虚寒性疾病的患者，容易在冬季天气寒冷时发病或病情加重，天灸疗法利用自然界阳气升腾最强烈的夏季结合穴位敷贴一些辛温走窜逐痰的药物来驱散内伏的阴寒之邪，从而减轻患者在冬季发病时的症状和病情，天灸的疗效已经得到了广大百姓的认可。

　　长夏酷热，谨防中暑，不贪凉，重保温，更应该适当活动，顾护阳气，让阳气充分升发，使筋骨壮实、阳气充裕、肺气更舒畅。

3 秋燥润肺正当时

秋燥是老百姓的口头禅，立秋一过天气干燥，皮肤脱屑、鼻干得甚至要流鼻血，一脱衣服全是皮屑，从头到脚都会提醒你，干燥的秋天到了。秋季五行属金，对应五脏为肺，所以肺是顺应秋季变化的重要脏器，也是最容易被秋燥伤害的脏器。

秋季养肺，以清润为主线。 天干物燥，对支气管哮喘等患者不太友好，可以在室内放一盆水，或者使用空气加湿器，减少干燥对娇嫩肺脏的伤害。饮食上亦当清润，少食辛辣之品，比如葱、姜、蒜、韭菜、花椒等，以免耗散肺气；适当多吃润肺生津、养阴清燥的食物，来增加人体收敛之性，如梨、白菜、冬瓜、银耳、百合、鸭肉、萝卜、莲藕等。有过敏性体质的患者可选择平和、补肺气的白色食物，如白莲子、山药、百合等。煲汤以平补润肺，如西洋参炖竹丝鸡、秋梨牛尾煲、南北杏炖瘦肉等，也可以煲酸梅汤、甘蔗马蹄水等饮料润肺养阴。在药膳调补中可以采用沙参、百合、玉竹、川贝等滋阴润燥之品，例如川贝炖梨。

肺部侍郎在这里推荐两款秋季特色饮食。

1. 百合粥

材料：鲜百合 30g，粳米 100g，白糖适量，清水适量。

做法：将鲜百合洗净分瓣，粳米淘洗干净。放入锅内，加适量清水，上火烧开，熬煮至米粥软烂后掺入白糖即成。不喜甜食或者糖尿病患者，可以不加白糖。

2. 五汁饮

材料：芦根 20 根，荸荠 12 个，麦冬 10g，梨 4 个，藕 1 段，清水适量。

做法：藕洗净去皮切段，荸荠洗净切块，芦根洗净后清水浸泡 30 分钟，梨洗净去皮切块。将所有食材放入锅中，加入没过食材的水，大火煮开后小火慢炖 2 小时。

秋季也要适当的锻炼，加强呼吸和血液循环，提高肺活量，增强免疫力，抵御疾病的侵袭，并促进肺康复。可选择散步、慢跑、八段锦等锻炼方式，但切忌过度锻炼、带病锻炼。

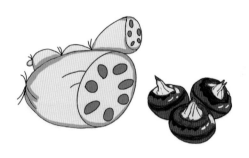

秋收阴长，湿去燥来，宜养阴润肺，衣食住行处处留心，秋季养肺样样用心。

4 冬季潜藏，补肾养肺最适宜

冬季是闭藏的季节，草木凋敝，动物潜藏，水冰地坼。人亦应顺应环境，最重要的是保养阳气，暂避寒气，早睡觉晚起床，延长休息时间，减少活动时间，待日出后再活动锻炼。

冬季保暖有讲究。首先，冬季肌肤腠理致密，阳气内收，外出要戴好帽子和围巾，紧紧护住百会和大椎（阳脉聚集处）。尤其是慢阻肺和哮喘患者，围巾更是重中之重，让它守住你的肺腑大门，一定要列入随身物品的清单！其次，我们要隆重推出弹性保暖腰围，或在腰骶部的内衣上贴上暖宝宝，暖暖地呵护我们的肾俞，顺应冬季养肾护肺的养生原则。最后，还要提醒大家不要忘记脚踝的保暖，因为脚踝处是人体三阴脉的交会处。冬季养肺护肾，就不能做"上面蒸松糕，下面卖凉粉"的美丽"冻人"。冬季要保暖，但不宜过度保暖，保持毛孔适度开合，防止阳气过度外泄。

在情绪上，冬季也要潜藏，但不应毫无生气，最好是"含而不露"的状态，同时也要摒弃诸如悲观、消极、压抑等不良情绪，保持良好的心态。可以听听轻松欢快的音乐，和朋友一起围炉聊天，进行八段锦、太极拳、慢跑等运动，保持心情愉悦。

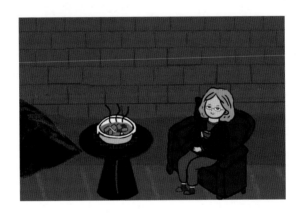

俗话说"冬令进补，来年打虎"，冬季正是进补的好时机，通过药食滋养五脏，也为来年春季的生发储备物质和能量。大家可以在医师的指导下根据自身体质，选择膏方调补，不仅食用方便，调补效果也很好。此外，饮食调护也很重要，冬令时节，老百姓最喜欢的就是涮火锅或者羊肉煲了，不仅美味难挡，而且冬日的氛围感也满满的。但是，冬令进补，也不要贪吃哦！过于肥甘厚腻，会加重胃肠负担；对于耐冬不耐夏的阴虚体质，冬季进补，更要注意清泄内热，勿使阴伤。可以适当吃"冷"，比如青菜、苦瓜等偏凉性的食物，要少食咸，咸味容易泄肾气，不利于阴阳之气的固藏。而对于平时畏寒肢冷的阳虚体质，可适当使用红参、党参、黄芪、巴戟天等药物以补气温阳，从而达到阴中求阳、补益肺脏的效果。同时建议可以多吃黑色食品，如黑芝麻、黑豆、黑米、黑木耳、香菇、海带、海参、紫菜、甲鱼等。

肺部侍郎在这里推荐一款冬季特色药膳——人参乌鸡汤。

原料：人参切片10g（鲜人参也可，五指毛桃和山药亦可），乌骨鸡1只，调味品适量。

做法：人参片装入鸡腹内，用砂锅炖至鸡肉烂熟，适当调味即可。食鸡肉饮汤。

冬至进补是民俗，喝鸡汤吃人参更是时令，鸡肉性味甘温，具有温中益气、补精填髓、益五脏、补虚损的功效。

冬来阳气深潜藏，早卧晚起少汗佳，加衣保暖肢体动，进补还需潜阳先。

冬去春来，四季更迭，生生不息。中医讲："四时阴阳者，万物之根本也""而人之脏气，亦必随时以为衰王，欲复脏气之亏，不因时气不可也，故曰时不可违"，是说脏腑功能随四时变化而有盛衰，养肺也应顺应四季而调整。四季养好肺，呼吸必然更顺畅，肺好你才好。

四季养肺各不同，春生夏长秋收敛，冬季进补潜阳先，助力呼吸保安康。

科学锻炼，安全又有效

运动锻炼对健康的好处毋庸置疑，但不适当的运动方式、运动方法容易导致运动损伤，轻者发生韧带、肌肉、肌腱、关节等损伤，严重者发生骨折、关节脱位，甚至危及生命，给锻炼者带来身体痛苦的同时，更打击了运动积极性，甚至谈运动瑟瑟发抖。那怎样锻炼安全又有效呢？本节肺部侍郎带大家探索科学锻炼的奥秘。

1 运动大有学问

运动是人体的基本功能也是基本需求之一。很多研究证明，运动并不只是锻炼身体这么简单，科学合理的运动甚至有一定的治疗慢性呼吸系统疾病的作用，是肺康复的重要内容。

那么问题来了：什么样的运动才是科学合理的运动？应该选择什么类型的运动？游泳、跑步、打羽毛球，还是练瑜伽、练体操、跳广场舞？我们先来看看运动的目的是什么？普通人运动是为了锻炼身体，增强体质，改善体态，优化心态；职业运动员运动当然是为了提高成绩，增强竞技水平；而慢阻肺、哮喘、支气管扩张等患者运动是为了增强体质、促进肺康复。目的不同，运动的方式和强度选择不同。

而我们所关注的肺康复运动形式上也是多种多样的，除了传统功法外，现有的运动模式还有有氧运动、抗阻运动、拉伸运动等。

有氧运动是低强度、有节奏的运动，耗时相对长，一般需要 30 分钟以上。低强度的有氧运动有步行、爬山、太极拳、瑜伽等，中等强度的有慢跑、游泳、骑自行车、健身操、跳绳等。我们最喜闻乐见的广场舞也是有氧运动的一种。有氧运动也是适合呼吸系统慢性疾病患者的运动类型，同时也要根据肺功能状态来选择合适的运动强度，运动过程要监测心率变化。（具体方法参考本章第二节）

抗阻运动是力量训练，运动形式有举哑铃、弹力绳、蹲立举重等。抗阻运动能减少肥胖、增加肌肉量、增加骨密度，也能使形体紧致优美，是健身房中最丰富的运动形式。

拉伸运动是拉长身体的肌肉、肌腱的运动方式，一般在有氧运动和抗阻运动前后进行，比如运用弹力带对上肢和下肢肌肉的拉伸。国家体育总局推荐的"科学健身 18 法"也是一套完备的拉伸运动方法。运动前后做拉伸能够给运动预热，改善肌肉僵硬，达到运动保护等目的。

所以，不同的人选择不同的运动方式，运动的过程中可以按序递进地选择运动类型。要求只有一个，就是持之以恒。

2 运动方式也要顺应四时

《黄帝内经》中已经提出，四季的变化对应阴阳盛衰，和大自然相对应的人体也会相应地变化，因此随着四季有不同的生活和作息变化，运动也是同样的道理。对于中老年朋友，运动也是养生的一部分，可以根据四季做一些锻炼上的调整。

春三月，此谓发陈，是阳气渐升的季节。此时身体和肌肉功能刚从冬季收敛的状态复苏过来，肌肉、韧带还比较僵硬，适合一些低强度有氧运动或是拉伸舒展活动，运动强度需要逐步增加。太极拳、八段锦、瑜伽、步行、慢跑都是可以选择的项目。

夏三月，此谓蕃秀，是一年中阳气最旺盛的季节。万物都生长旺盛、繁茂秀美，身体功能也处于相对旺盛的状态，但是炎热的天气会给运动带来影响。因此可选择在晨起、傍晚并在阴凉处进行一些中等强度的运动，如打羽毛球、骑自行车、慢跑，或是游泳、水中步行等水上项目都是不错的选择。

秋三月，此谓容平，阳气由盛转衰，万物平定收敛，舒展的筋骨将随着气温的下降逐渐收引，秋高气爽时节可进行中高强度的运动，比如快走、跑步、登山、骑自行车或是练习健身操、杠铃操以及其他抗阻运动。

冬三月，此谓闭藏，此时阳气内藏，不宜扰乱，平时也应避免大量出汗，使阳气外泄。此时可进行一些低强度运动，如步行、呼吸八段锦、太极拳等传统功法，以微微有热感为宜。

不同的季节根据气候及身体功能变化选择不同的运动，随季节选择运动也是养生时尚。

3 运动中还有其他需要注意的事项吗

最后让我们一起看看运动时需要注意的小细节。

1. **运动前要热身** 热身非常重要，先做拉伸运动最好。充分活动开关节、筋骨，避免运动过程中受伤。

2. **运动要适度** 即使是同龄人，每个人的运动能力也不同，不要强行"跟上"他人步伐，量力而行，当身体不适时就要减小运动强度或是停止运动。有慢性呼吸系统疾病的患者需要进行运动康复，建议专科门诊就诊后开一个运动处方，根据处方的心率要求以及运动方式要求谨慎运动。

3. **不是出汗才算运动** 不能觉得运动一定要大汗淋漓才有效，因为不出汗而拼命增加运动量，容易导致运动损伤。应根据运动类型，达到运动时间或者运动心率即可。

4. **运动后防感冒** 运动时最好穿着轻薄透气的衣服，能够速干排汗，运动后及时更换衣物，避免感冒。冬春户外运动注意保暖，护好头颈温度。

5. **运动补水有讲究** 运动前1小时喝点水，补充身体的水分，避免大量出汗后脱水；运动后也不要立即大量饮水，这会加剧心脏负担，应按照少量多次的原则饮用，如果出汗比较多，可以适当补充淡盐水或者运动饮料。

总之，运动安全最重要，运动前做好准备，运动中量力而行，运动后要及时更衣。

肺|部|侍|郎

运动锻炼要科学，季节更替换项目；运动安全最重要，量力而行是关键。

5

第五章

重塑你的健康

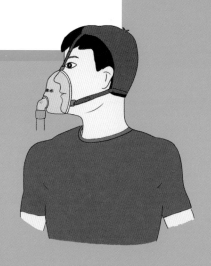

到底什么是呼吸困难？动一动就喘是什么感觉？喘是不是应该补气？吸氧有啥讲究？鼻塞了怎么办？经常感冒该怎么办？如何通过关注呼吸改善睡眠？这些身边的小困惑其实无处不在，常常把我们难倒，却又在日常生活中难免会碰到。接下来，就让肺部侍郎来给我们上几堂小课，实实在在地教授一些实用的呼吸相关知识和健康小技能，为自己和家人打造健康观念，重塑健康呼吸。

总是鼻塞如何解

春天来了，又到了万物复苏、莺飞草长的时候，草儿、花儿竞相生长绽放，天地间顿时有了颜色和生机，正是踏春的好时节，世界都充满了春天的味道。可我们小向同志却无福消受，因为每到这个季节，他总是会鼻塞，味道对他来说就是奢侈品，每天都觉得鼻子里面有什么东西堵着，鼻涕就像坏了的水龙头流个不停，纸巾更是随身带着不能离手。最美妙的季节，小向却没有美丽的心情，这恼人的鼻塞，不知道该如何解！

1 为什么总是鼻塞

肺部侍郎：人的鼻腔是气体进入肺部的通道，这个腔道主体是由骨头和软骨搭起的框架，内部覆盖着一层黏膜。在炎症刺激下，腔道里面的黏膜会水肿、分泌过多液体，甚至连骨框架的结构也发生改变，从而使得这个腔道变得狭窄，空气进入不顺畅，我们就会感觉到鼻塞。

黏膜虽薄，作用却大。空气在经过弯曲的腔道、接触黏膜的过程中，黏膜会对吸入的气体起加湿、加温的作用，这样就能减少干冷空气对肺的刺激。但是黏膜布满小血管，很薄、很脆弱，很容易受到伤害，当受到刺激时它就会肿胀，产生很多分泌物，于是我们平时感受到的鼻塞、流鼻涕，就统统都来啦！

人感冒时会鼻塞流涕，是病毒或细菌刺激到了鼻黏膜产生的反应。而过敏性鼻炎则是由于吸入的空气中的过敏原刺激鼻黏膜导致的。如果我们经常感冒或者过敏性鼻炎控制得不好，反复鼻塞流涕得不到系统治疗，鼻黏膜长期受到刺激，还可能引发更难治疗的疾病如鼻甲肥大、鼻窦炎等。

此外，鼻腔本身结构的异常也会引起鼻塞。常见的结构异常有鼻中隔偏曲和鼻腔新生物（鼻腔长肿物）。如果伸手去摸鼻子正中间，会摸到由软骨组成的隔板，作用是均匀地将鼻腔分成左右2个腔体，这个隔板我们称之为鼻中隔。鼻中隔偏曲顾名思义，就是鼻中隔不在中间了，向左偏或者向右偏。鼻中隔偏曲会造成一侧的鼻腔变狭窄，气流不通畅，鼻涕排不出来，我们自然而然地就会感觉到鼻塞。

还有的朋友发现鼻子慢慢堵了，越来越严重，偶尔会见到一点点血丝，这时候我们要警惕鼻腔里面长肿物的可能。肿物性质很多，有鼻息肉、血管瘤、骨瘤等良性肿瘤，也有鼻腔／鼻窦恶性肿瘤等。无论是哪种性质的肿物，随着体积增大，肿物就会挡住吸气的鼻腔，鼻塞也会逐渐严重。

所以，人在鼻腔分泌物增多、鼻黏膜水肿、鼻腔结构异常、鼻腔肿物时都会表现出鼻塞。

2 总是鼻塞有什么不好

肺部侍郎：有些人可能会觉得鼻塞也没什么大不了，除了自己不舒畅之外，对生活也没有大的影响，反正还能通过嘴来完成呼吸。那是不是这样呢？答案显然是否定的。如果不经过鼻腔完成一呼一吸而没有任何影响的话，那还要鼻腔干什么？下面我们就来看看总是鼻塞有什么不好。

第一，症状缠绵。鼻塞就要张口呼吸，吸入的空气没有经过那层薄薄的黏膜湿润和鼻毛的过滤，上、下呼吸道黏膜变得干燥，容易出现反复咽痛和反复咳嗽、咳痰的症状，甚至容易发生呼吸道感染。

第二，影响容貌和心情。总是鼻塞，改经口呼吸，尤其是小儿，长年累月会出现经口呼吸面容，从而改变人的外貌，降低了颜值（具体内容参考第二章第七节），这对现代人来说可是难以接受的。当然，总是鼻塞、流鼻涕，也十分狼狈，显然不符合现代社会社交礼仪需求，影响个人形象。鼻腔功能丧失也必然伴随嗅觉的下降，缺少了嗅觉，会影响生活质量和心情，甚至有因为失去嗅觉而导致抑郁的案例报道。

第三，影响睡眠和记忆。长年累月的鼻塞不仅影响睡眠质量，导致睡眠障碍、从而出现精神萎靡、记忆力减退。同时也使得鼻黏膜始终肿胀，会使鼻窦开口引流不畅，从而鼻窦出现炎症，引起头疼、头胀痛、流脓涕等症状。

可见，鼻塞不仅伤身体、损容颜，还毁心情，真是不好。

3 如何缓解鼻塞

肺部侍郎：既然长期鼻塞危害多多，那怎么做才能改善鼻塞呢。首先，顶顶要紧的，当然是要搞清楚是什么原因导致的鼻塞，因此去医院明确病因是必要的，只有明确病因，才能对因治疗，解除病根。

有过敏性鼻炎的朋友，应当避免接触过敏原。常见的吸入过敏原有：花粉、粉尘、尘螨、动物皮屑等。但不要以为只有空气中的过敏原才会导致鼻炎发作，我们吃的鱼、虾、蟹、花生、牛奶、鸡蛋等食物过敏原也可能加重鼻炎。如果实在找不到过敏原，则需要平时佩戴口罩，勤换贴身衣服、被褥，家里不养宠物、不用毛毯及不变更食谱等，更应该前往医院筛查过敏原，有针对性地进行预防。

当然，肺部侍郎还有一些生活小妙招教授给大家。

1. **热敷法**　把湿热的毛巾放在鼻子上面，热敷 10 分钟，可一定程度缓解鼻塞。

2. **侧卧法**　左侧鼻塞向右边侧卧，右侧鼻塞向左边侧卧。

3. **穴位按摩法**　用双手示指指腹分别按揉双侧上迎香及迎香 1 ~ 2 分钟。

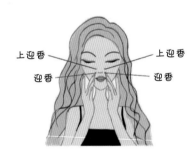

图示：①上迎香：鼻翼软骨与鼻甲的交界处，近鼻唇沟上端处。②迎香：在鼻翼外缘中点旁，与鼻唇沟相交。

4. **沐足法**　中医认为鼻塞是上焦风寒闭阻所致。对于体质虚寒的患者，用姜片及吴茱萸泡脚，水温维持在 40℃ 左右，持续 10 ~ 20 分钟，水深最好在踝关节以上，膝关节以下，持之以恒，可以起到祛风散寒、上病下治的作用。

还要提醒大家，市面上经常会有一些"鼻塞一滴就通"的神药，其中大部分都是收缩鼻黏膜血管的药物，通过血管收缩临时减轻水肿、快速缓解症状。长期使用这类药物，并不医治病根，最终临时收缩的鼻黏膜会反弹性地充血，甚至肿胀程度比用药前更厉害，加重鼻塞，会给身体带来更大的困扰。因此，切勿自行盲目用药，得不偿失。

所以说，要治鼻塞首探因，医师指导是关键，对因施治是正道。

肺|部|侍|郎

呼吸自由，"鼻"不可少。

黏痰咳不出，怎么办

患有支气管哮喘的戴伯伯最近总是愁眉不展，原来随着天气的频繁变化，总是感觉自己有痰，却非常难咳出，每次咳痰都像是在经历一场"浩劫"，咳得脸红脖子粗，气儿都上不来，才能咳出那么一点点。还有些像是粘在咽喉，怎么咳嗽都咳不出来。于是，戴伯伯自己找了好几款祛痰药来吃，但效果一般，咳痰依然费力。肺部侍郎有什么好办法吗？

1 什么是痰？有痰一定都是坏事吗

肺部侍郎：健康人的呼吸道也会产生少量的分泌物，一般都比较稀薄，会经呼吸道吸收或吞咽后进入消化道。这层稀薄的液体覆盖在呼吸道表面，能保持呼吸道湿润。但如果这些液体分泌过多或分泌异常，就会形成痰液。

说起痰，肺部侍郎还是应该澄清一下：有痰本身并不一定是坏事。当细菌、粉尘、病毒这些外来物进入呼吸道时，分泌物会变得黏稠，并且将"敌人"紧紧包裹，避免它们在肺内流窜作案。随后，呼吸道的战斗细胞也赶来"战场"，对包裹住的"敌人"进行消杀。所以，黏痰是我们身体和细菌、病毒"打仗"后的结果，里面包含了外来病原体、战斗细胞的碎片以及黏稠变多的分泌物。因此，排出黏痰的过程就是清理战场的过程，能及时、顺畅地排痰是好事。

有痰不是坏事，咳不出来才坏事。

2 为什么黏痰很难咳出

肺部侍郎：我们先来说说人是怎么咳出痰来的。气管、支气管的表面有许多密密麻麻的小纤毛，这些纤毛微小到需要用显微镜才能看到，但是它们对排痰却有很大的作用。小纤毛行动统一，会向着喉咙的方向摆动，像一个个勤劳的小扫把，不断地将我们的痰液往外扫。当痰液达到一定量，就会刺激气管，我们的身体会自发地咳嗽，通过振动肺部，使粘在气管内的痰液脱离，然后再让纤毛们积极摆动送出气管外。相对稀薄的痰液很容易就运走，假如痰液又多又黏稠，和气管内部贴得太过紧密，又或者扫把的力量不足够时，就很难把它们清扫出去。

对于呼吸科的患者而言，各种慢性呼吸系统疾病，如慢阻肺、支气管扩张、支气管哮喘等，黏痰难咳出的原因常常三者并存：呼吸道的炎症总是存在、纤毛的功能已经受损、气道常常缺乏湿化等。最终就像戴伯伯一样，反复咳嗽都不易咳出黏痰。

如果这些患者年纪大、体力差、咳嗽能力差，就更难将痰液从气管壁振动下来，加重了咳不出痰的症状。堆积在气管

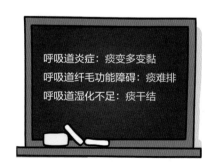

呼吸道炎症：痰变多变黏
呼吸道纤毛功能障碍：痰难排
呼吸道湿化不足：痰干结

内的痰又可以诱发感染，从而导致恶性循环：排痰能力下降→痰堆积→导致感染→排痰能力下降。

因此，要想将"顽痰"清除干净，就要中断这种恶性循环！

3 如何轻松咳痰

肺部侍郎：根据上面小黑板上列出的 3 个原因，戴伯伯的痰液产生增多，很可能是感染诱发气管炎症导致的，所以他应该到医院就诊，评估是否需要抗感染治疗，同时酌情加用稀释痰液的化痰药物。

在这里，肺部侍郎还要介绍一些帮助痰液咳出的小妙招。

（一）自主呼吸循环技术

自主呼吸循环技术是一套呼吸的组合拳，通过呼吸技术来增强咳嗽的效果，松解分泌物。主要分为以下 3 个步骤。

1. 呼吸控制

（1）双手放在肚子上，感受我们的肚子随着呼吸起起伏伏。

（2）用鼻子温和吸气，吸气时腹部鼓起，然后通过口呼气。

（3）重复第二步，以整个人觉得放松，吸气和呼气不费力为宜。当我们认为足够放松的时候，才可以进入下一个步骤。

2. 胸部扩张

（1）把手轻轻放在胸廓两侧，保持胸部及肩部放松。

（2）用鼻子深吸气，吸气时尽量将空气都吸到肺里，感觉整个胸腔都随着吸气扩大了，吸到不能再吸的时候，屏住气，2～3秒后再呼出。

（3）温和并放松地用嘴呼气，像叹气一样，注意这个过程不要用力哦。

重复3～5次，如果患者觉得头晕，可以继续做呼吸控制。

3. 用力呼气

（1）用鼻子吸气，然后像给镜子哈出雾一样打开嘴巴呼气。

（2）用鼻子短吸气，后做一个长呼气直到感觉肺部排空，重复1～2次。

（3）用鼻子深深吸一口气后，利用腹部肌肉收缩快速呼气。

自主呼吸循环技术是以呼吸控制—胸部扩张—呼吸控制—用力呼气—呼吸控制为循环，每次做3个循环，每天2～3次即可。在整个过程中如果感觉到呼吸困难、疲劳、头晕等，可以返回第一步呼吸控制平稳过渡。

（二）雾化吸入

雾化吸入祛痰药物直达呼吸道，对于有顽固的痰黏难咳出的患者，值得尝试。仪器可选用氧气机自带的雾化功能或购买振动筛孔雾化器。在吸入药物的选择上，长期进行吸入治疗的慢性阻塞性肺疾病、支气管哮喘患者，需要按时按量地使用原吸入药物。在此基础上，如果痰干结难咳出，可以雾化吸入氯化钠溶液来增加呼吸道的湿润程度，便于痰液咳出。

（三）体位引流、手法辅助排痰

体位引流是指利用重力让肺部分泌物引流出来，同时配合使用一些手法，如拍背等胸部叩击，体位引流的原理类似于水往低处流，将痰液蓄积的肺置于高位，从而使痰液流向大的支气管，并进一步刺激咳嗽反射，达到排出痰液的目的。

辅助排痰分为以下 6 个步骤。

1. 向医师了解自己肺内的病变部位——确定自己什么姿势合适。

2. 摆好姿势并用枕头适当支持。

3. 将卫生纸或盆放在下颌处收集分泌物。

4. 维持上述姿势。

5. 在病变部位垫一个小毛巾。

6. 家人手掌合成杯状，由下至上、由外至内叩击，动作要平稳，手腕、手肘要自由摆动，使整个掌、指周边同时接触体表，声音清脆而患者无疼痛。

注意：在引流过程中出现呼吸困难或头晕等不适，应立即停止引流，坐起来做深呼吸，吸入沙丁胺醇气雾剂，家中如有氧气也可以吸吸氧，如仍不能缓解需要到医院就诊。

右侧卧位：用数个枕头垫高髋部，持续 5～10 分钟，引流左肺舌叶和下叶痰液。左侧卧位同理，引流右肺中叶和下叶侧面痰液。

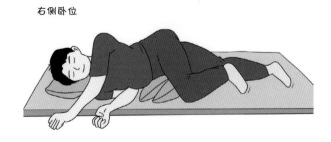

右侧卧位

高俯卧位：用数个枕头垫高髋部、腹部，使得胸部低于髋部，持续5~10分钟，引流左肺下叶、右肺下叶后侧部痰液。

高俯卧位

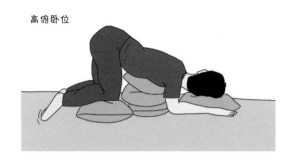

低俯卧位（补充位）：高俯卧位不能承受时，可采用此卧位，减少腹部枕头数量，引流左肺下叶、右肺下叶后侧部痰液。

低俯卧位（补充位）

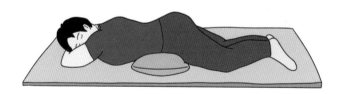

当然，如果对体位摆放难以承受或者不清楚是否正确，也可以请家人采用胸部叩击等手法帮助自己排痰。

此外，医疗上还有很多办法帮助痰液排出，比如机械辅助排痰、气管镜下吸痰等。但这些技术需要医师借助器械完成，当然需要医师的现场评估。

辅助排痰方法不简单，学会咳嗽，体会体位引流，必要时尝试雾化吸入，你也可以成为排痰小能手。

肺|部|侍|郎

黏痰易结不易解，辅助排痰，助你清走顽痰！

走快一点就喘，有救吗

张伯伯以前当过兵，身体健壮，那时候连续跑几千米对张伯伯来说都是轻松的，大气儿都不喘一口。可是随着年龄的增长，张伯伯发现自己不像年轻时候那么健步如飞了，慢慢发现追一追公交车，甚至快走两步都会喘，需要大力呼吸好久才能平复。张伯伯和家人都有点担心，走快一点就喘是病吗？能治疗吗？还有救吗？

1 走快就喘，是病吗

肺部侍郎： 像张伯伯这种症状逐渐加重的情况，称之为活动后气促，属于慢性呼吸困难的一种。和突然发作的呼吸困难，不是一回事。

由于老年人很少剧烈运动，这种早期呼吸困难不容易被发现，往往等疾病发展到中后期，甚至休息时也感觉到气短、胸闷甚至上气不接下气，才会到医院就诊。

张伯伯的症状就很典型，他是个老烟民，抽了 30 多年烟，年轻的时候几乎烟不离手，最厉害的时候 1 天 2 包烟，现在也差不多 2 ~ 3 天就 1 包烟，最近几年常常有点咳嗽，早上起来总是有几口痰，也没太在意。后来慢慢开始觉得爬山累、走楼梯累，现在走快了也觉得有点力不从心，觉得气不够用。和同龄人的差距越来越大，这才让他担心起来。

听完张伯伯喘的过程，肺部侍郎基本也明白了。这是典型的渐进性呼吸困难，和张伯伯长期吸烟有关。它使得张伯伯的肺部基础情况变差，肺功能明显下降后，逐渐出现了呼吸困难。很有可能是慢性阻塞性肺疾病，也就是老百姓挂在嘴上的"老慢支"进展而来。

慢性阻塞性肺疾病会导致人活动后气喘，而且症状会越来越重！

2 慢性阻塞性肺疾病严重吗？可以治愈吗

肺部侍郎：在张伯伯的故事里，我们提到了一个疾病——慢性阻塞性肺疾病。下面肺部侍郎来给大家详细地介绍一下。

慢性阻塞性肺疾病（简称"慢阻肺"）是一种常见的慢性肺病。它是由于各种原因（最常见的原因就是长期吸烟）导致的呼吸道慢性炎症从而导致肺功能下降。肺功能变差了，那么自然会出现咳嗽、咳痰，以及气喘、气不够用等症状。

既然提到了肺功能，那我们再来简单地介绍一下。肺功能就是肺的呼吸能力，比如能吸进去多少气、能吹出多少气、能储备多少气。慢阻肺就是肺功能下降了，出现了通气功能不足。体现到症状上，就是气不够用了。

那么，大家关心的点来了，慢阻肺这个病能治好吗？

答案有一点点遗憾，慢阻肺不能够完全治愈，尤其是已经损失的肺功能更是无法逆转、完好如初。但是大家也不要灰心，慢阻肺并不是绝症，只要积极治疗，保护残存的肺功能，让生活尽可能少地受到影响还是大有可为的。在积极治疗的前提下，患者们依然可以生活、做家务、适量运动。

很多因素可以影响慢阻肺的自然病程，如遗传因素、慢阻肺的严重程度、有无吸烟、有无合并其他疾病、急性发作的次数、患者胖瘦、运动能力等。值得欣慰的是，虽然遗传因素、慢阻肺严重程度、有无其他疾病这些因素不由我们决定，但是停止吸烟、减少急性发作的次数、控制体重和适当运动这些因素我们可以通过改变自身习惯、积极配合医疗方案、不放松肺康复理念来实现。

而这里面，最最最重要的，就是戒烟！！！

慢性阻塞性肺疾病是一种常见的、可以预防、可以治疗的肺病，需要积极治疗与保护现有的肺功能。

3 慢阻肺患者走快一点就喘，该怎么办

肺部侍郎：慢阻肺患者走快一点就喘，是肺功能下降的表现。虽然损失的肺功能不能逆转，但我们可以通过改变一些生活习惯，坚持治疗和锻炼来保护残存的肺功能，改善动动就喘的症状，照样能吃嘛嘛香，干嘛嘛行。

首先，最需要改变的是患者的一些生活习惯。戒烟、远离空气污染、避免吸入粉尘是非常重要的。香烟烟雾、粉尘对于慢阻肺患者而言是很重的负担，会使肺功能进一步恶化，加重活动后气喘。

其次，需要做一些事，其中最重要的就是要坚持药物治疗。慢阻肺是一种慢性疾病，与高血压、糖尿病相似，患者需要坚持治疗，不能三天打鱼两天晒网，更不能根据症状自己决断今天用不用药。患者要和主治医师做朋友，积极进行呼

吸病的慢性疾病管理，不断地认识疾病、认识药物，然后更好地管理自己、管理疾病。治疗慢阻肺的药物比较特殊，不是我们常用的口服药物，吸入用药是主要用药形式。通过呼吸将药物颗粒吸入肺部发挥作用。规律使用药物可以减少急性发作次数，保护剩余的肺功能，减慢肺功能的进一步恶化。

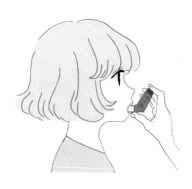

还有就是，慢阻肺患者应该注意避免呼吸道感染，如感冒、肺炎等。呼吸道感染除了会导致患者的症状急性加重之外，还会导致肺部的基础情况变差。对于反复发作的慢阻肺患者，应该考虑按时接种流感疫苗和肺炎疫苗来预防感染。严重的活动后气喘，极重度肺功能下降的患者可以考虑家庭氧疗，也可以在外出时携带便携氧气罐，补充氧气的不足。

最后，还有很重要的一点，就是千万不要因为动一动就喘，就不再活动，或者不敢活动了，适当强度的规律活动有助于增加肌力，反倒有利于肺康复。鼓励患者通过适当的运动来改善活动后气喘。

戒烟、药物治疗、预防感染、氧疗、肺康复等手段，可以有效延缓疾病的进程，让喘变得不那么可怕。

4 除了慢阻肺，如果喘促突然出现，患者该注意什么

肺部侍郎：大部分慢性疾病引起的呼吸困难都是逐步加重的。比如前面讲的慢阻肺、支气管哮喘等，这些都是在长年累月中逐渐加重呼吸困难的。患者突然出现呼吸困难，往往是一些急症，所以肺部侍郎还是要多嘴说两句的。比如异物窒息、药物过敏、气胸等，当然也有慢性疾病因为天气变化或者出现感染导致症状突然加重。急性发作的呼吸困难，往往更为危急，甚至是致命的。

当呼吸困难突然出现，或者突然上不来气了，尤其是患者呼吸变快、呼吸异常费力，甚至脸色发绀的时候，必须立即拨打120，采取急救措施，为治疗争取时间。除此之外，我们还能做些什么呢？

1. **伴随症状**　在呼吸困难发生时，作为家人或者刚好在场的旁观者，一定要认真观察患者，除了上气不接下气外，有没有其他症状，比如，有没有突然的胸痛；有没有胸闷；有没有发热；有没有双脚肿胀；有没有在咳痰，尤其是非常困难的咳痰；有没有咯血，或者咯血痰等。

2. **突然发作的诱因**　在气促突然发生前，有没有什么特别的事，或者当时正在干什么，比如在吃饭、喝汤，正在大声唱歌时剧烈咳嗽或者在用力憋气（如用力排便），在吃什么特定的食物，哮喘的患者吹了冷风或者突然激动，长时间坐着或躺着突然起身等。

3. **熟悉自己和家人的身体状态**　这是突然发作时需要第一时间告诉急救人员的。比如家人平时的身体情况，有没有高血压、心脏病、肾衰竭、糖尿病等；有没有支气管哮喘、慢阻

肺、肺癌等疾病；还有是不是过敏体质，过敏物具体是什么，曾经出现过的过敏症状等；平时是否在家里也需要进行吸氧治疗？是否需要家庭呼吸机治疗等。

4. 曾经发生过呼吸困难的患者，认真询问医师，记住病因，然后在家里备好应急用药。参与一些呼吸相关慢性疾病的管理，学习疾病的基本知识、认识和了解疾病。急救用药应该放在特别容易取到的地方，并用醒目的标签标识。

学会了解自己和家人，学会突发状况时做好观察和描述，可能是帮助医师赢得救治时间的关键！！

肺|部|侍|郎

走快就喘是疾病，早诊、早治、早康复！

经常感冒怎么办

老蒋最近有点愁，孙子小蒋已经上大学了，临近期末考试，几次视频电话的时候，总看到孙子红着鼻子，说话也带着重重的鼻音，说多几句话就得拿纸擦鼻涕，问就说自己又感冒了，再问就是最近有晚睡熬夜。小蒋自己倒不觉有什么问题，说睡得好了就好一些，熬夜了又感冒。老蒋担心孙子身体不舒服影响学业，也担心他经常感冒，对身体影响太大，就特意来问肺部侍郎，经常感冒是什么原因？平时该怎么做才能减少感冒呢？

1 感冒是什么病

肺部侍郎：感冒一词作为病名，其实很早就有啦，所以说是个很古老的名词了。这个词最早出现在宋代，在它成为专业病名前，感冒的症状也早已在《黄帝内经》中有了明确的记载，可见是一个古老并且长盛不衰的疾病。

对于"感"字，古文是"格也，触也"，也就是接触、触碰的意思。而"冒"在《说文解字》中被解释为"冢而前也""冢者，覆也"，合在一起，意思为人体感受并触冒了风邪，侵犯了人体卫表的一类外感疾病，所以它有一个别名叫伤风。

现代医学认为，感冒主要是急性上呼吸道感染，以鼻塞、流涕、喷嚏、咳嗽、恶寒、发热等症状多见，有时伴随疲劳、头痛、咽痛、全身不适等症状。

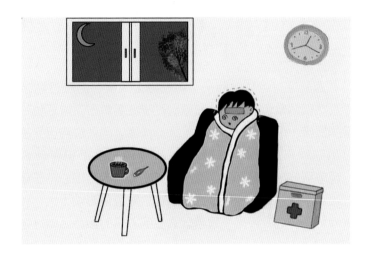

感冒在四季都可以发生，气温变化较大的冬春两季更为常见。有些感冒病情比较重，我们习惯称之为重伤风。如果很多人同时感冒，症状也比较重，那么就是时行感冒，也就是流行性感冒（简称"流感"）。

感冒很多时候可以自行恢复，但有时候也可能会逐渐加重，尤其对于年老体弱的人群，或者有心肺等基础疾病的患者，如果症状特别明显，还是不能掉以轻心，要及时就医。

所以说，感冒虽常见，遇到不轻视。

2 为什么容易感冒

肺部侍郎： 虽然每个人都会经历感冒，但一般也有两个前提，一个前提是各种原因导致人体的"正气"衰减、抵抗力下降，比如受凉、熬夜、淋雨等，属于内因；一个前提是风邪或者时邪，邪气太盛而伤人，属于外因。通常情况下，外因通过内因而诱发疾病。就像交战的双方，人体的正气是我方，外邪是敌方。我弱则敌来进犯，我强则敌退。

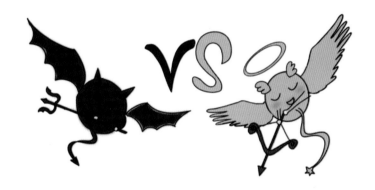

为什么有人容易频繁感冒？这是内因的问题，机体的"正气不足"，使得任何外邪都能随意侵犯人体发病，这里的"正气"主要指的是布散体表的、具有温暖防御功能的"卫气"。

"卫气"是指卫护人体的一类"气"。当"卫气"不足或者功能异常时，人体就会缺少保护屏障，就像一个没有门窗保护的房间，风邪等邪气随意就能侵入。

因此，假如你总是熬夜，就不断消耗"气"，使得"卫气"同样衰减，感冒自然容易找上门。假如你淋了雨，全身湿漉漉的不及时擦干，就会动用"卫气"来发挥温煦的作用，自然也消耗了"卫气"，感冒也会找上门。同样道理，假如你大汗如注又不及时擦干，甚至正面吹风，那么不仅消耗起温煦作用的"卫气"，也使得体表的门户打开，感冒会更快找上门。假如你打球出大汗，又对着空调直吹，还喜欢熬夜吃夜宵，那么"感冒"就会爱上你，时常来访。那些有慢阻肺、哮喘等肺部慢性疾病的朋友，肺气亏虚是基本状态，感冒也容易成为常客。

所以保护好自己的"卫气"，是减少感冒的头等大事。

3 经常感冒如何解

肺部侍郎： 前面提到感冒发生的两方面因素，要预防经常感冒，办法自然也是从这两方面着手。

最重要的方面就是提高人体正气，也就是提高免疫功能，正所谓"正气存内，邪不可干"。那么，如何提高自己的"正气"呢？首先是止损，生活要规律，不熬夜，不汗出当风；运动时也不大汗吹风；使"卫气"不会非战斗性减员。其次，是给"卫气"加油，适当晒太阳，适量运动，调动"卫气"功能。如果是慢性肺病的患者，气虚明显的，比如时常疲倦乏力又动不动就出汗多的，可以适当采用黄芪、防风、白术等药材煲鸡汤或者炖瘦肉汤来补气护卫。也可以尝试捏脊的调护方法。

捏脊的方法：被操作者俯卧位，操作者双手大拇指与示指相对，向上捏起皮肤，同时向上捻动。操作者双手交替，沿脊柱两侧自长强向上边推、边捏、边放，一直推到大椎为1遍。可反复4～5遍。

我们无法改变邪气的强弱，但是我们可以学会避让。

在流感高发的冬春季节，戴好口罩，做好手卫生，避免去往人群聚集的地方，不给时邪可乘之机。九夏三冬的日子，减少太阳直晒或者寒风直吹，不让风邪趁机犯罪。

另外，还有一个顶顶重要的措施，就是要按时接种流感疫苗，老年人尤其有基础疾病的老年人，还有经常感冒的人，疫苗的保护至关重要！

"正气存内，邪不可干"，预防感冒，从固护正气开始。

肺|部|侍|郎

感冒症状变化大，根基虚损可频发，生活细节要注意，正气盈满保平安。

我需要补气吗

年过六旬的老姜经常觉得活动后乏力，时常感叹体力不如从前了。感叹归感叹，老姜觉得这可能和上了年纪有关系，也没有特别在意。倒是身边的老友们经常说："你这是气虚啊！快去搞点人参补补身体吧！"在好友们的热情"指导"下，老姜花了不少钱买来了高丽参，每天雷打不动地炖水喝，期盼自己能变得龙精虎猛，不再为疲倦乏力而烦恼。服用参汤后，老姜乏力的症状有所改善，但却增加了各种不适，如头痛、胸闷、口苦等，睡眠也不好了。老姜心生疑虑，难道是我买的人参有问题？还是我补气的方法出了问题？

1 什么是气

肺部侍郎：中医学里的气并不特指人呼吸的空气，在中医的"元宇宙"里面，气是一种构成人体和维持生命活动的精微物质。简单地说，气就是构成生命体的基本要素，是宇宙的本原，是构成万物的元素。气的主要作用是形成气机，推动血液、津液运行，从而起到温煦脏腑与肌表、防御外邪、固摄血液的作用，无论是生命运动还是精神活动，说到底都是气的运动。气不能停，好比维持机器运行的燃料不能停一样。

人体气的构成主要是两方面，一是来自先天精气，来源于父母。一是后天精气，包括饮食中的营养物质和自然界吸入的清气。通过不断地吸入清气，运化食物精华，而化生气血，再滋养脏腑，从而生生不息。

气是生命之本，生成气、运行气、转化气都涉及很多环节和脏腑，补气是个大学问。

2 气虚的表现有哪些

肺部侍郎：说到这里，何为气虚就呼之欲出了。无论是先天还是后天的气不足或是耗伤、丢失过多，都可以导致气虚，这是一个量的问题。即任何原因导致气的量少了，就会出现气虚。既然气是生命活动的物质基础，那么气虚的表现可以理解为人体功能的减退，常见的是气血的不足，或者脏腑功能的减退。

在临床上，常见的气虚根据脏腑不同大致有心气虚、肺气虚、脾气虚、肾气虚4种。

心气虚：患者多表现为心悸失眠、胸闷、健忘、面色苍白等。

肺气虚：患者多表现为气短、活动后乏力，容易出汗，平时不爱活动，身体抵抗力差，容易感冒。

脾气虚：患者常常表现为乏力、讲话低声、饭量减少、肌肉不实、大便溏烂、面色萎黄。

肾气虚：患者多表现为腰膝酸软、气短乏力、头晕健忘、小便次数较多甚至水肿等。

从上面气虚的几个证型来看，症状表现可以不同，而且往往可同时累及多个脏腑，以肺脾气虚最为常见，久病者常合并肾气虚。

可见补气前，需要先辨明到底是哪个脏器气虚，这需要中医师来帮你辨证。

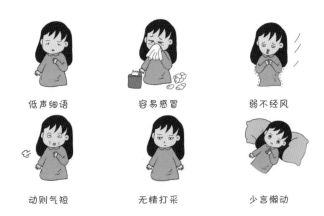

低声细语　　　　　容易感冒　　　　　弱不经风

动则气短　　　　　无精打采　　　　　少言懒动

3 何谓虚不受补？哪些人不能立即补气

肺部侍郎： 很多时候，大家觉得补是好事，没事补一补对身体总有益处。但是不是也常听朋友吐槽说进补后出现燥热、口干、便秘等情况，甚至出现食欲减退、腹胀、胸闷等不适呢，这就归咎于虚不受补。

虚不受补，是指脾胃虚弱、脾气亏虚或夹杂有痰、湿、血瘀等问题的体质，导致补益之品（尤其是补气的中药）不能被身体很好地吸收，无法发挥应有的作用，反而加重了脾胃的负担。

气虚的人因为肺、脾、肾气的不足，又常合并痰湿、瘀血或者积食等，单纯补气而不祛湿、化痰、除瘀血和清积食，不但达不到补益效果，还会产生新的问题。

那么补气有什么讲究？哪些人不能马上补气呢？

最重要的一点就是补气之前务必请有资质的中医师进行辨证，避免因用药错误而加重病情。而且中药本身也有寒温属性之分，单纯气虚与气阳虚、阴虚、阴阳两虚的治疗方案大不相同，误用属性不合适的补益类中药一样也会事与愿违。

故以下 3 类人应先咨询中医师进行辨证，以评估进补的方法。

1. **阴虚体质人群**　阴虚的人体内阴血不足、阳气偏盛（即虚热表现），典型表现为夜间潮热盗汗、怕热、喜饮水、舌瘦而红。若使用温燥补气药后很容易出现口干、流鼻血、大便干结等上火表现。

2. **瘀血体质人群**　该人群瘀血日久、血行不畅，典型表现为容易出现固定的疼痛，眼眶黑，皮肤粗糙、肌肤甲错。这类人补气后可能会出现局部化热出血，比如皮下出血、牙龈出血、尿血、咯血等，也可能出现局部疼痛加重。

3. **脾虚湿困人群**　脾胃为人体的后天之本，是人体重要的"化工厂"，起承上启下的作用。如果脾胃虚弱明显，导致全身的水液代谢出现异常，脾胃被湿气困阻，单纯补气可能无法消化吸收，积在胃肠间反而郁而生火，然后湿热交困，引发诸多不适，虚不受补就很容易发生。

听完肺部侍郎的一番解释，老姜恍然大悟。原来补气也有这么多讲究，在复杂证型中，补气的过程中没能做到通补兼施，就容易出现"虚不受补"的现象。

另外，侍郎建议脾胃虚弱的人，如想进补，不如先试试健脾，下面介绍一款健脾饮品——陈皮红枣山楂代茶饮。

组成：陈皮 10g，山楂 10g，红枣 2~3 颗，温水浸泡15~20 分钟后代茶饮。可每日饮用。三药共起健运脾胃、理气化湿之效，帮助改善脾胃功能，为补益类药物的消化吸收创造有利的条件。

党参红参生晒参，补气未必都合身；陈皮麦芽同山楂，消积消补可先行！

第六节

开窗通风有讲究

谭阿姨患有哮喘，非常重视房间的清洁卫生和通风，但是她每次睡觉前开窗通风后，还是会出现胸闷、上不来气的情况，哪怕是夏天也一样，这是怎么一回事呢？谭阿姨不禁疑惑起来，难道是开窗后吹进屋内的风就是中医里所说的让人生病的"虚邪贼风"吗？开窗通风为什么会让有些人觉得呼吸顺畅，有些人又觉得胸闷气不足呢？如果开窗，又有什么讲究吗？

1 开窗通风出现的风是"虚邪贼风"吗

肺部侍郎：开窗通风出现的风到底是不是"虚邪贼风"呢？《黄帝内经》中是这样记载的："风从其所居之乡来为实风，主生、长养万物；从其冲后来为虚风，伤人者也，主杀、主害者。"可见同样是风，但"实风"化育万物，而"虚风"则可能伤害万物。唐代医家王冰是这样注释"虚邪贼风"的："邪趁虚入，是谓虚邪，窃害中和，是谓贼风"。所以那害人的"虚邪贼风"其实指的是四季的不正之气，并且是在正虚时致病的外来因素。所以是不是贼风，关键在3方面因素：是不是异常的气候或者天气情况、人体有没有虚弱的状态、疾病有没有"乘虚而入"的特点。

无论是窗外的风、夏季空调的风、风扇吹动的风，还是冬季暖气扇的风，非正常时气才为贼，在人体羸弱的状态下承受则为虚邪，容易导致生病。

那么，我们怎么区分呢？肺部侍郎在这里简单教大家一些识别小窍门。那些和正常四季不相符的天气变化都要小心是"虚邪贼风"，比如春季应该是逐渐升温，气候逐渐暖和，渐吹东南风，此时若北风呼啸、天寒地冻，就很容易致病；又或者此时温度忽然攀升，炙热如夏，这时要小心暖风也会成为致病的"贼风"。

总之，一句话，至而不至或者至而太过的气候变化都要小心，此时开窗通风要谨慎。

2 既然害怕"虚邪贼风"，那为何一定要开窗通风呢

肺部侍郎：开窗通风总会有遇到不正常的气候，那为啥总是教育大家要开窗通风呢？

这是因为只有开窗通风才能让室内与室外清新的空气进行交换，让室内的空气流动起来，使室内保持良好的空气质量。开窗通风时，空气中的负离子可由室外进入室内，负离子又被称作"空气维生素"，可以改善人体免疫系统、呼吸系统的功能，帮助大家保持健康。而长期密闭的室内由于人呼吸导致氧气含量降低，二氧化碳浓度升高，不利于健康。同时室内的"常住居民"也会释放一些不健康气体到室内空气中，比如装修涂料、家具材质挥发的甲醛、做饭产生的油烟等，都会严重影响室内空气质量。所以装修好的全屋需要长时间的开窗通风以降低室内甲醛等有害气体的浓度。

另外，长期关闭门窗，不仅不能利用阳光中的紫外线杀灭室内微生物，如细菌、病毒等，还会为一些"居民"提供适宜繁殖的暖湿环境，使尘螨、真菌等在家"狂欢"，给像谭阿姨一样的患者带来的危害。

由于现代社会的工作、生活更多的时候在室内，室内的空气条件就变得非常重要。室内空气质量检测服务也是这几年逐渐发生的变化，可见大家对室内空气质量的认识提高了，净化室内空气的需要也增加了。

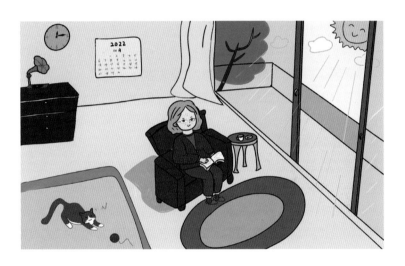

因此，窗不开，风不通，气不畅。开窗通风是改善室内空气质量的第一步。

3 开窗通风需要注意什么？如何"避之有时"呢

肺部侍郎：这时候，大家可能又要问了，开窗通风，如何

"避之有时"和借用现代科技来保护自己呢？

首先，是开窗通风的具体时间和时长。如果是卧室，我们建议每天开窗2~3次，时间分别是上午、中午和下午，最佳的开窗时间是上午7—9点、下午的2—4点，此时气温适宜，室外空气中的有害物质已经散去，错过早晚高峰期，尾气污染较小。也可以根据地域、季节、温度不同而有所调整。通风时间，80m²的居室每次至少15分钟，就基本能维持室内空气新鲜了，假如居室面积偏大，则应适当延长通风时间。假如是厨房，建议非特殊天气条件下应经常保持通风，浴室则建议沐浴后保持开窗通风。

其次，还须注意开窗通风的天气。由于日夜转换、气候变化等原因，户外的空气也不是时时刻刻都处于最佳状态。若是大风天、雨天、雾霾天则不适宜开窗，因为此时室外空气质量不好，会让污染物进入家中，待风静、雨停、雾霾散去再开窗通风是最好的选择。

当然，有人会选择家用空气净化器来净化室内空气，但须注意空气净化器并不能完全替代开窗通风，室外环境允许的情况下仍然需要每天开窗通风。尤其是家有老人、婴幼儿或者像谭阿姨这样肺部疾病患者的，建议人不在居室时开窗通风。

还须注意的一个要点是室外的湿度。尤其是广东、广西等岭南地区，气候潮湿，在回南天时空气湿度更大，应紧闭门窗，避免湿气进入室内，还可以使用除湿机、空调除湿功能、除湿包等措施降低室内湿度。在冬季气候过于干燥或者夏季空调房内可以使用加湿器，如果在酷暑时节或者北方冬季取暖设备开启季节，空调房间每2~3小时建议侧开窗缝保持适当的通风，开启取暖设备的室内也需要间断开窗保持空气的流通。

如果家有卧床老人、免疫功能受损的患者或是有严重肺部疾病甚至需要家庭氧疗或者家庭无创呼吸机辅助通气的患者，在室外空气条件持续不佳，开窗通风不利于空气清新，或者室外雾霾天气难以开窗时，可以尝试安装家庭新风系统，在不开窗通风的情况下利用仪器进行室内外空气的流通。这样既能使体弱者不用正面"贼风"，又能在安全的环境实现空气外循环。

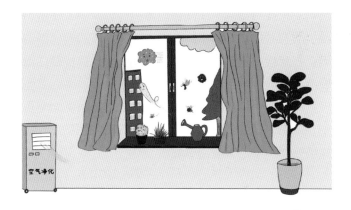

开窗通风虽重要，也看天时和人和。不直吹，不劲吹，定时通风要牢记。大风天、雾霾天，以及潮湿的回南天，还是要把门窗闭。

肺|部|侍|郎

四时之气，天地所生，与万物共存，开窗顺应以适之；虚邪贼风，避之有时，如何通风最讲究。

戴口罩的学问

每当流感季节来临，出门戴口罩已成为常识。佩戴口罩除了能减少流感的传播，对于其他经呼吸道传播的疾病都有着预防作用。张阿叔患有慢性阻塞性肺疾病，自从养成戴口罩外出的习惯后，慢阻肺急性加重的情况减少了很多，可口罩戴久了会出现胸闷、气短等症状，尤其是活动之后症状更为明显。张阿叔对口罩真是又爱又恨，所以慢阻肺患者是否应该佩戴口罩？又该如何科学地佩戴口罩呢？

1 如何选择口罩

肺部侍郎：口罩的原型是贵族用于遮蔽粉尘和遮挡口气的丝巾，直到近代才被用于医疗，而现在却已经是常见的防护用品了。当我们讲话、咳嗽或者打喷嚏时，会有飞沫飘散在空气中，患者的飞沫中含有致病微生物，被周围人吸入后易致病。因此，日常生活中佩戴口罩的主要目的是阻挡飞沫，避免致病菌进入呼吸道，进而阻断呼吸道疾病的传播。口罩的另外一个常见用途是减少和过敏物质的接触，隔绝有毒、有害气体，起到隔绝和保护的作用。

既然可以起到保护作用，那可得好好选择了。我们常用的可以选择的口罩有民用的和医用的区别。民用的常见的有传统棉纱口罩、日常防护口罩、防尘口罩。医用的常见的有一次性普通（医用）口罩、一次性医用外科口罩和医用防护口罩（N95 口罩）等。

最传统的棉纱口罩： 即纤维口罩，它是通过一层层的机械阻挡将较大的颗粒物隔离在外，但无法阻挡直径小于 5μm 的颗粒物，更无法阻挡直径小于 2.5μm 的 PM2.5 环境中的微颗粒，主要功能在于防寒保暖。

日常防护口罩： 此类口罩可以过滤掉日常环境中的大多数粉末、颗粒物，针对防护级别不同，对 PM2.5 的防护能力有所不同，但对于细菌、病毒的防护能力有限。

防尘口罩： 一般用于日常民用、粉尘环境及工业作业，通过过滤材料的过滤作用，以保护呼吸道免受有害物质，尤其是颗粒物的侵袭。其中常见的 KN 系列只适用于过滤非油性颗粒物，而 KP 类可过滤油性和非油性颗粒物。水泥粉尘或煤尘等归为非油性颗粒物，沥青烟等归为油性颗粒物，工作场所根据生产性粉尘性质选择不同类别防尘口罩。

一次性普通（医用）口罩： 此类口罩适用于一般医疗工作环境，阻隔口鼻腔颗粒物和分泌物，可阻隔 3μm 气溶胶。

一次性医用外科口罩： 和普通医用口罩相比，中间增加了阻燃物填充，表面具有抗湿性，主要在医师手术操作过程中使用，阻止血液、体液和飞溅物污染。对细菌气溶胶的过滤率高于 95%，同时也防止医护的皮屑、口鼻腔微生物传播到开放的手术创面，能起到医患双向的防护。

医用防护口罩（N95 口罩）： N95 口罩的填充材质为超细聚丙烯熔喷布，疏水性强，不宜沾湿，对气溶胶的防护力度更强劲，除了细菌之外，对一些非油性的颗粒、病毒气溶胶、含病毒液体等具有屏障作用，且颗粒滤过率不少于 95%，还能阻隔血液等体液飞溅。因此也常常在高风险暴露的医疗环境下使用，比如在传染病房工作的医护人员等佩戴的就是 N95 口罩。

防护效果越好的口罩，密闭性也会越强，佩戴之后气流阻力也越高，呼吸不畅感会更为明显。因此，根据不同情况选择不同级别的口罩，既可以防止疾病，又可以保持舒适。

对于普通人或者患有呼吸道疾病的患者，想抵御凛冽的寒风，普通棉布口罩或者一次性无纺布口罩就足够了。流感季节建议大家前往公共场所时佩戴一次性普通医用口罩。若是前往医院等人群密集且暴露风险高的地方时，一次性医用外科口罩更为适合。医护人员日常工作可以选用一次性普通医用口罩，手术操作时选用一次性医用外科口罩，执行高风险暴露性医疗操作时应选用医用防护口罩（N95 口罩）。普通人在日常生活中是不需要用到 N95 口罩的。

外出防护很重要，公共场所随身带，口罩类型挑花眼，还是一次性普通医用口罩和一次性医用外科口罩最常用。

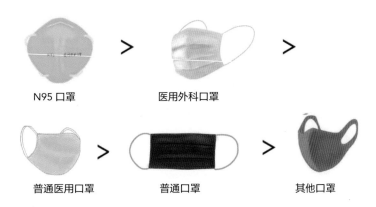

N95 口罩　>　医用外科口罩　>

普通医用口罩　>　普通口罩　>　其他口罩

2 如何正确地佩戴口罩

肺部侍郎：选好口罩后，肺部侍郎就来教教大家如何规范佩戴口罩。首先，采用洗手液或手消毒液洗净双手。然后仔细辨别口罩内外，通常浅色朝内，深色朝外。口罩内面外戴的话会使防水层起不到作用，从而减弱防护功能。其次，将两侧系带套在耳朵上，再上下拉开整理口罩，使之向上覆盖鼻部、向下覆盖下颌。最后，按压鼻梁两侧的鼻梁贴片，让口罩与面部更贴合，这样口罩才算戴好了。若是口罩与面部没有完全贴合、露出口鼻，则不能达到防护效果。重要的一点是，戴口罩前应该清洁双手。

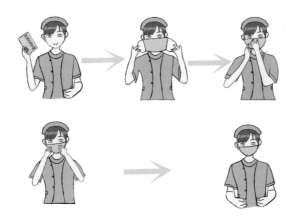

这里还要给大家提醒一些注意事项和纠正一些错误观点。第一，在佩戴前检查口罩的保质期，过期的口罩会降低防护效果。第二，通常佩戴的口罩，如普通医用口罩、普通外科口罩等都是一次性使用的，最佳的佩戴时长不应该超过 4 小时。长时间佩戴或汗湿之后防护效果会下降，口罩内的菌落数也会显著增加。第三，一次性口罩不建议洗涤后使用，洗涤后防护面料和填充的熔喷布结构遭到破坏，防护能力下降。如果在潮湿的环境或者气候下，更需要缩短一次性口罩的使用时间，及时更换新的口罩。

另外，不建议佩戴双层口罩，双层口罩不会增强防护效果，反而会增加呼吸阻力造成呼吸不畅。还有一些人为了避免呼出的水蒸气打湿口罩而在口罩内垫纸巾，这样做也没有必要，因为口罩内层布料本身具有吸湿功能。

最后，摘口罩也要讲究规范。取下口罩时应从两侧系带开始，口罩的外面沾有各种飞沫、细菌，应避免皮肤触碰。取下后将口罩反折，内层朝外，折叠后用松紧带缠紧并喷洒酒精，再扔进垃圾袋并将其密封。若是在公共场所，则应将其扔进专门丢弃口罩的垃圾桶。

戴口罩前应净手，鼻子下颌须藏好，鼻翼两侧要贴合，废弃口罩不乱丢，你记住了吗？

3 慢性呼吸系统疾病患者应该佩戴口罩吗

肺部侍郎：慢阻肺、哮喘、支气管扩张等慢性呼吸系统疾病的患者对口罩可能是又爱又恨。一方面，自身免疫低下，呼吸道很容易反复感染，因此佩戴口罩是减少病菌入侵、降低呼吸道感染风险的有效措施。但是另一方面，有呼吸系统疾病的患者或多或少都有呼吸困难的症状，戴上口罩之后呼吸阻力增加，加重了呼吸困难。

在两难的选择前，需要寻找其中的平衡点，选择合适的口罩。普通的一次性医用外科口罩可以起到阻隔尘埃大颗粒、防止飞沫传播细菌、病毒的作用，对于大多数患者来说已经够用，没有必要选择防护性能更高的防护口罩。另外，尽量避免进入人群众多的密闭空间也是预防感染的办法，若是在通风良好、人数较少的户外则可以不戴口罩。因此，应尽量选择在人少、开阔的室外环境活动。最后还要说一句，现有的研究表明，虽然口罩增加了呼吸阻力，但是并没有明显增加肺功能不佳患者的呼吸衰竭比例，所以口罩还是可以放心佩戴的。

减少聚集，选对口罩，科学佩戴是关键。

防护最强未必好，选择适合才是优；佩戴口罩有流程，规范佩戴最重要。

第八节

应对气候干燥的呼吸秘诀

国庆节刚结束，患有哮喘的李伯伯回来复诊时说，最近不知道怎么回事，出门时老是打喷嚏，虽然已经十分注意保暖，也没有其他类似于感冒的不舒服，但就是鼻子、喉咙都很干，甚至有时还有点鼻血，喉咙痒的时候还偶尔咳点带血丝的痰。这真的是因为秋季到了，气候变得干燥的缘故吗？我们应该如何应对呢？

1 什么是秋燥

肺部侍郎：随着秋冬季节的到来，受到北方寒流的影响，我国大部分地区都会迎来干燥与寒冷的天气，这时候我们能体验到气候带来的温度和湿度的变化。由于气温下降，汗腺分泌减少，环境湿度下降，皮肤、口鼻黏膜等接触空气的部位就会感觉到干燥。除了秋冬季，只要空气相对湿度低于40%，人体就会感觉到干燥，如果相对湿度低于30%，干燥的感觉就会十分明显。比如在空调房，因为相对湿度降低，人也会感觉到干燥。

相对湿度顾名思义就是空气的潮湿程度，表示空气中水汽含量距离饱和的程度。对人体而言，在室内环境下，夏季空调房内保持 22～28℃，相对湿度保持在 40%～80%，冬天供暖房内保持 16～24℃，相对湿度保持在 30%～60%，是比较理想的室内温度和湿度，也是人体感到舒适的温湿度范围。

当环境低于这个相对湿度值时，干燥感就明显起来。这时候，人体的水分更容易蒸发，皮肤、黏膜中的水分易丢失，毛细血管易渗漏出血，出现缺水症状，所以皮肤变得干燥、粗糙、瘙痒、起皮屑，嘴唇起皮、口干、咽干、擤鼻涕可能有血丝。气管干燥还可能出现呼吸道高反应，比如干咳、哮喘发作。

如果相对湿度进一步下降，干燥感则进一步加剧，空气中灰尘、悬浮颗粒物增加，病毒也更容易传播，容易引发疾病，也使过敏性疾病的发病率上升。所以李伯伯外出时容易打喷嚏。

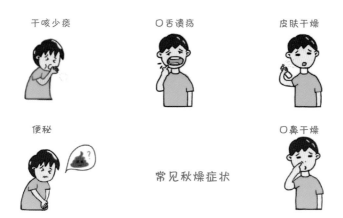

干咳少痰　　　口舌溃疡　　　皮肤干燥

便秘　　　　常见秋燥症状　　　口鼻干燥

总之，空气干燥会引发口干、鼻干、干咳、皮肤干燥、咽喉干燥和心情烦躁！

2 秋燥来袭，我们如何应对

肺部侍郎：天气干燥，大家都会下意识地想到补水和润燥。那怎么"补"和"润"呢？肺部侍郎奉上生活小贴士。

一方面，加强皮肤的补水。天气干燥的同时皮脂腺分泌也会减少，因此需要涂抹身体乳等润肤品减少皮肤水分的蒸发，尤其是老年人皮脂分泌减少得更加明显，容易出现干燥性瘙痒，因此用温水洗澡后需要认真地全身涂抹润肤品，减少干燥带来的不适。另外，洗澡水的温度也不宜过高，否则更容易引起沐浴后干燥。

对于环境的干燥，如果是空调房或者暖气房，需要间断地开窗通风，让户外相对湿度比较高的空气和室内空气对流。另外，可以适当地种植一些绿植，比如红掌、绿萝、仙人掌、吊兰、富贵竹等。绿色植物可以从叶片中蒸发部分水分，增加室内湿度；但也不宜太多，一般一个房间 1 ~ 2 盆即可。

对于鼻腔干燥甚至鼻涕有血丝的情况，可以适当地涂抹薄荷油等来润燥，同时干燥环境下还要适当增加饮水量，保证水分的摄入。如果长期生活在比较干燥的环境下，我们还是要由内而外进行滋养，才能达到润燥的效果，比如煲一些滋阴润燥的汤，如雪梨汤、百合莲子汤等，也建议多食用粥品，如甘蔗粥、玉竹粥、沙参粥、生地粥等，以增加水分摄入。

3 加湿器该用吗？需要注意什么呢

肺部侍郎：除了给身体补充水分，要想改善呼吸道干燥的症状，给环境补补水也很重要，最有效和常用的方法就是使用加湿器。那我们一起来看看怎么用吧。

在使用加湿器之前，建议各位首先购买湿度计放置家中，以监测室内空气湿度，动态地让湿度维持在 50% ～ 60%。如果没有湿度计，那么建议在使用加湿器时也需要用一用、停一停，比较合适的方法为：每加湿 2 小时停用 10 ～ 20 分钟。如果感觉室内空气有异味时，须开窗通风后再继续加湿。

加湿器的用水最好使用纯净水或蒸馏水。纯净水和蒸馏水杂质相对少，出气口不易形成水垢，能够延长机器的使用寿命，也减少微生物的滋生。另外，要每天更换加湿器中的水，每周清洗加湿器，清洗拆卸的零部件，以免微生物尤其是霉菌的滋生，导致哮喘的发作。除此之外，不能为了杀灭病菌，在水中加入消毒剂、醋、酒精等用品，不仅达不到消毒效果，还会刺激呼吸道黏膜。水中加入精油、香薰类物品会刺激呼吸道，并增加水箱污染概率，增加清洗难度，弊大于利，也不建议。

加湿器的放置也有讲究。离地面 0.5 ～ 1.5m，通风、光照适中的稳定台面上最为适合，这样有利于水雾的消散，保持空气湿度。同时需要远离热源、家用电器电源等，保证用电安全。不要靠近木质家具，以免木材吸水膨胀，环境再次干燥时容易开裂、霉烂。地面最好不要铺设地毯，避免给地毯增加湿度促进细菌的滋生。

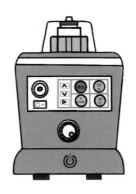

那么，如何选择加湿器的类型呢？目前市面上最常见的主要有超声波加湿器、纯净型加湿器以及热蒸发型加湿器等。

超声波加湿器采用超声波高频的震荡，将水雾化为超微粒子，通过风动装置将水雾扩散到空气中。它的优点是加湿强度大、效率高。

纯净型加湿器通过分子筛后蒸发，湿化的同时也能做到净化空气。它的优点是不受水质限制，无水雾现象（为无雾化加湿器），加湿均匀，也是有呼吸系统疾病的患者家中优选类型，但价格昂贵，需要定期更换滤网和滤芯。

热蒸汽型加湿器则是目前最常见到的加湿器类型，工作原理就是将水加热到 100℃后产生蒸汽，通过电机将蒸汽送出。优点是简便、便宜，但不能长时间使用，需要留意水量，也无净化功能。

看完这些介绍后，是不是很心动立刻想买一款呢？那就根据家人的身体条件和性价比来选择吧。

最后，重要的事情再强调一次，使用加湿器注意观察湿度变化。水源尽量选择纯净水，不要盲目添加其他用物。

肺|部|侍|郎

补水润燥加湿器，由内而外、由外而内地帮你解决干燥。

第九节

对付潮湿天气的呼吸要法

立春之后，广州的气温开始逐步回升，戴老伯来复诊时却闷闷不乐，他有哮喘，本来以为开春后气温回升，呼吸就能越来越顺畅。谁知道最近岭南的天气，潮湿程度越来越明显，咳嗽反而比之前厉害，痰也多起来，胸闷感也明显，人更是觉得不舒畅。医师告诉他，每年春季潮湿天气对患者们是个考验，要注意这个时期的保养。戴老伯仔细回想，确实每年都有这么一个时间段，所以来找肺部侍郎了解一下这种潮湿天气的呼吸要诀。

1 春季潮湿天气有什么特点呢

肺部侍郎：说到回南天，其实和江南的梅雨季节是相似的天气，是南方沿海地区的一种独特气候。一般出现在农历二月到三月，大概出现在惊蛰、春分、清明、谷雨这些节气前后。这个时间段南方地区气温开始回暖，北方南下的干冷空气弱化，和增强的从南海吹来的暖湿气流相遇，天气阴晴不定，时有小雨或大雾，空气中湿度猛烈回升，形成的一种返潮现象。

此时空气湿度接近饱和，暖湿气流带来的丰富水汽，

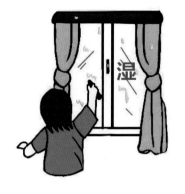

碰到冷飕飕的室内物体，容易凝结成水珠，像物体本身返潮出水。每到这个时候往往会看到窗外茫茫雾海，屋内处处冒水的奇特景象。

从形成原理来看，出现这种气候现象需要满足2个条件：一是先有一个持续阴冷的过程，二是紧接着暖湿气流的突然进攻。可想而知这个期间人们的体感有多难受，既有温度的迅速变化，又有湿闷的体感让人觉得憋闷，无时无刻不觉得自己就是回潮的饼干。出水的墙面、晒不干的衣服、潮湿的被子，都会让人抓狂，也让本就有呼吸道疾病的患者倍感难受。

时冷时暖的大湿天，真是"南"上加难的时节。

2 潮湿天气对身体有影响吗

肺部侍郎： 说起潮湿天的糟心事，每一位南方人都能滔滔不绝，经典段子也是层出不穷：内衣内裤晾不干、被子有味道、食物发霉、电路故障、地面出水打滑……一箩筐的"霉"事。

首先，回南天第一影响还是让人体感的不适。在短时间内经历低温过程后快速升温，北风突转南风，空气湿度陡然增加，气压急剧下降，人体一时间很难适应快速的变化，容易引发呼吸道症状，而高湿的环境也让人备感疲倦乏力、胸闷不舒，甚至诱发关节炎等慢性自身免疫性疾病和皮肤病。所以广东省、广西壮族自治区等华南地区多地在每年春季的气象预报中将回南天纳入预报重点，提醒市民朋友做好预防。

其次，是对生活的影响。在突然上升至饱和状态的空气相对湿度中，食物发霉，墙壁出露珠，虫蚁到处走，衣物臭烘烘。古人对此的描写"煖风所至，百腾蠕蠕，铁力木出水，地蒸液，墙壁湿润生咸，衣裳白醭，书册霉黩"可以说形象又生动，看来这个烦恼也是古已有之。

最后，人面对阴郁的天气、满目的湿凉必然烦闷，容易出现精神症状，遇事更易心浮气躁。

中医认为，气候的湿是妥妥的"外湿"邪气。"湿"作为阴邪，具有黏滞缠绵的特性，同时湿邪偏重浊，容易阻滞气机，困阻阳气，使得人头昏脚重、疲倦乏力、胃口不佳、胃脘痞闷。《黄帝内经》提出"地之湿气，感则害皮肉筋脉"，可见这个时候容易感冒（湿困卫表）、关节不舒服（湿滞经络）、出现皮肤病（湿毒浸淫）。苏东坡在惠州时曾说，"瘴乡风土，不问可知，少年或可久居，老者殊畏之。惟绝嗜欲、节饮食，可以不死。"可见想要在"湿"地久居，是要发挥居民智慧，多些养生之道才行了。

> 又潮又湿的气候，伤脾胃正气，疾病丛生，不可轻视。

3 又潮又湿的天气，怎么做才能轻松呼吸

肺部侍郎：上文提到这"外湿"，是自然界的邪气。那么养生第一点自然是"避之有时"。居室内紧闭门窗，减少对流，尤其是东南向门窗，以减少外邪入侵的机会。

第二点，做好干燥除湿工作。对抗室内无处不在的"潮"，及时烘干衣物，尤其是贴身的内衣、内裤。常备吸湿盒或吸湿包，放置在衣柜、鞋柜、洗手间等空间，保持局部环

境的干燥，勤于更换干燥剂内胆。当然也可以自行制作除湿包，内装适量石灰或者粗盐即可，也可以粗盐加紫苏、加吴茱萸一起袋装，又吸湿又好闻，还行气除秽。必要时还可以开启空调除湿功能，保持室内干燥。适当的环境湿度才能让呼吸变得轻松。

第三点，无论是回南天还是梅雨季前，往往有一段时期倒春寒，这个时候风寒不减，又添寒湿，人体需要一个过渡适应的阶段。春捂不失为一个简便的方法。春令着衣要遵循"下厚上薄"的原则，先减上衣、慢减下裤。同时，由于日夜温差仍偏大，早晚"捂"也是关键，晚"捂"可以是沐足，临睡前热水沐足，温经通络还助眠。

第四点，"外湿"最易影响脾胃功能，在调护上应以顾护脾阳、行气除湿为主。腹痛可以尝试用艾条温灸肚脐，并按顺时针回旋手法进行按摩。饮食应清淡易消化，适量食用葱、姜、蒜等，既能杀菌防病，还因其味辛有健脾、开胃、祛湿之效。暖湿气流显著增强后，可以选用像莲子、薏苡仁、冬瓜、玉米须、白扁豆等具有健脾除湿之效的食物。除此之外，也可以跟着广东人学煲汤，如胡椒鲫鱼汤，有健脾、利水、消肿之效；木棉花瘦肉汤可以帮助调理脾胃，健脾、祛湿。

又潮又湿是外邪，关好门窗多保暖；避湿除湿祛湿忙，轻松呼吸每一天。

肺|部|侍|郎

第十节

改善睡眠从关注呼吸开始

立冬刚过，患有哮喘的牛阿姨就赶紧预约复诊，原来是因为最近广州气温急转直下，牛阿姨害怕感冒很少出门，每天都把自己关在家中。尽管如此，晚上睡觉时还是经常觉得呼吸有点不顺畅，甚至还觉得胸闷、上不来气儿，同时也影响了睡眠的质量，没有休息好又更加重了憋闷的症状，这让她很是担忧，有什么办法可以让她在夜间也呼吸顺畅吗？

1 睡前可以做哪些准备

肺部侍郎：其实不仅仅是牛阿姨这样的哮喘患者，还有如支气管扩张、慢阻肺、肺源性心脏病（又称肺心病）等许多慢性呼吸道疾病的患者应该都深有体会，在封闭的室内容易有呼吸不畅的症状，夜间尤为明显。要改善这种症状，最首要的当然还是对疾病的规范治疗，比如按时用药、规律用药、坚持复诊、按医师要求氧疗或睡觉时使用家庭无创呼吸机。除此之外，要想睡得香，我们还可以做一些睡前准备来助呼吸、促睡眠。

1. **睡前开窗通风**　有呼吸道疾病的患者需要防寒保暖，尤其在秋冬季节要避免过冷的空气对气管的刺激。但是很多人都像牛阿姨一样又走进了另一个误区，在冬天把门窗紧闭，把自己牢牢关在家中。长期处于不通风的封闭空间，室内空气不流通，PM2.5浓度增高，氧气浓度偏低，容易导致憋闷且影响睡眠质量。另外，长时间不开窗、不通风的房间缺少阳光的照射，容易滋生细菌、病毒等，易导致呼吸道感染。而且不通风的场所没有对流的空气，环境潮湿，屋里尘螨大量繁殖和霉菌滋生，容易诱发过敏性哮喘，因此开窗通风很必要。我们可以根据具体的情况来选择开窗时间：如果天气晴朗、温度适宜，可以直接在开窗空气流通的屋内休息；如果风大寒冷，我们可以在白天不睡觉时，打开卧室窗户进行通风，或者在睡前打开卧室窗户通风30分钟，此时自己可以待在客厅，既避免了与冷空气"面对面交流"，又达到了改善室内空气质量的目的。

另外，开窗后应同时翻动准备睡觉的床褥和床被，通风后能将扬起的尘埃和尘螨带走。

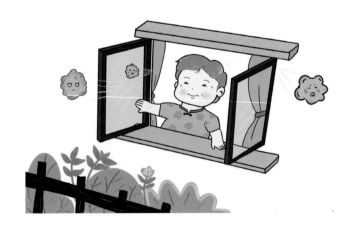

2. 温度、湿度要适宜　对于睡觉而言，简单、安静、黑暗、温度适宜的卧室环境最合适不过了。对于合并呼吸道疾病的患者，适宜的室内温度、湿度更重要。呼吸道是娇气的小朋友，过冷、过热或是干燥、潮湿都不利于呼吸。最佳的室内温度为 18～24℃，湿度为 50%～60%，适宜的温度与湿度会让呼吸舒适。因此，在酷热的夏天或是寒冷的冬季，必要时可通过空调、加湿器帮助环境达到理想的温度和湿度。

另外，空调滤网需要定期清洁（高频率使用时，建议 1 个月清洁 1 次），空调外机也需要定期清洗（建议每年请专人上门清洗 1 次），以保证呼吸到的是新鲜清洁的空气。

通风适温适湿度，室内三宝要牢记。

2 睡眠姿势也影响呼吸

肺部侍郎：睡眠姿势对于呼吸道的通畅也有影响。常见的睡眠姿势有仰卧、侧卧、俯卧 3 种，统计显示习惯仰卧的人最多，约占 60%。对于普通人群而言仰卧是正常的睡眠姿势，但对于有呼吸道疾病的患者或者睡眠打呼噜的人而言，仰卧时容易舌头根部后坠阻塞呼吸道，因此合并呼吸道疾病或者偏胖的人，要谨慎仰卧而眠！俯卧除了会压迫脏器外，还会影响胸腔扩张和影响腹肌活动，使胸式呼吸和腹式呼吸运动都受到限制，像放在大小固定盒子里的气球，气球大小被盒子限制住，能吹进气球内的气体就会很少，导致呼吸不畅甚至缺氧，所以通常情况下不建议大家趴着睡觉。侧卧位时既能减少舌根后坠又能避免胸腔脏器受压，尤其是右侧卧位，对纵隔脏器，尤其是心脏的压迫相对较少，有助于增加呼吸深度，增加平静呼吸下的肺功能，使呼吸变得更为轻松顺畅。

　　合适的寝具也能改善睡眠，相信大家都有体会。一张适合的床和一个舒适的枕头不仅能提升睡眠舒适感，也可以帮助大家在睡眠中保持呼吸道畅通。床垫的软硬度影响着睡觉时脊椎的形态，太软或是太硬都会让脊柱处于不自然的状态，影响气管形态，从而影响呼吸。软硬适中的床垫能均匀地承托整个人的体重，不论平卧还是侧卧都能让脊柱保持最放松的状态，从而使呼吸自然顺畅。枕头同样也需要软硬适中，它的高度以自己一拳或一拳半的高度为宜，此时可以让颈部与脊柱处于同一水平线，咽喉与气管也不会形成角度影响呼吸。

　　当然，如有脊柱疾患，必要时还是要到脊柱专科就诊以进一步明确合适的体位，有利于脊柱的自然形态，减轻棘突对神经和血管的刺激。

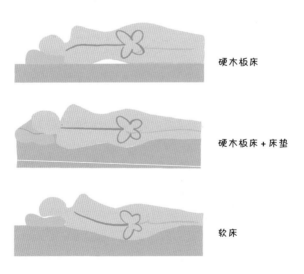

硬木板床

硬木板床＋床垫

软床

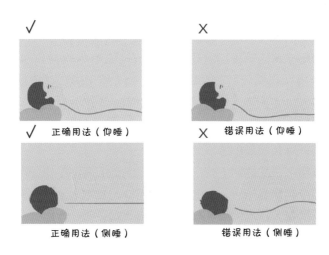

✓ 正确用法（仰睡）	✗ 错误用法（仰睡）
正确用法（侧睡）	错误用法（侧睡）

　　总结起来就是，保持夜间睡眠时呼吸通畅，治疗原发疾病是关键，右侧卧位是良选，合适寝具是良配。

3 睡前准备小贴士

　　肺部侍郎：当呼吸道出现疾病影响睡眠时，首先要重视治疗疾病本身。慢阻肺、支气管哮喘患者，睡前应记得按时使用放置在床头柜的吸入用药，包括表面激素、支气管舒张剂或者混合制剂，然后漱口、刷牙做睡前准备。有鼻甲肥大、腺样体肥大的朋友，则需要到耳鼻喉专科就诊，以了解鼻腔内肥大的组织对气道的阻塞程度，并通过规范的鼻炎治疗甚至是手术治疗来解除病因，换来一个通畅的上呼吸道才能睡得香甜。当然除了这些，肺部侍郎在这里还是要教大家一些中医小妙招来改善或者促进睡眠。

　　可以增加午休，并应于午时（11—13点）进行，此时手少阴心经当令，顺应天地阳极阴生的变化，正是阴阳经交替时。此时停止活动，午饭后小睡半个时辰，待阴气平稳运行，阴阳交替后再参加活动，那么接下来活动就心气旺盛、精气神饱满。起床后接着在申时（15—17点）进行健身锻炼，或者行呼吸操、八段锦锻炼等，此时阴阳平和，气血流注足太阳膀胱经，同时促进饮水，使膀胱经行，水液舒布，适宜完成一天的锻炼和康复训练。

在接下来的酉时（17—19点）日光逐渐暗淡，阳弱阴长，此时足少阴肾经当令。此时段进食完毕，食物以清淡、易消化为主，纳谷入胃后，脾为其转输，精气藏于肾，此时肾开始保存精华，藏精气。这个时间段按摩腰骶，揉搓太溪、涌泉以达温阳养肾之功。同样地，也可以试试沐足、耳穴压豆等方法引导阳气入阴，阴阳合则寐。

所以，各位朋友，配合阴阳经行的子午觉，不妨来试一试。

肺|部|侍|郎

同呼吸，共命运，呼吸顺畅，才能安然入睡！

养肺还真能美容

李阿姨最近参加同学聚会，大家都说她脸色苍白，看起来也很疲惫。回家后李阿姨对着镜子看了很久，曾经红润的皮肤，如今确实苍白无华，隐隐透着一丝疲倦和浮肿，再也没有往日的神采奕奕。这让李阿姨感慨万分，自从犯了哮喘以后，也确实很久没有关注自己的皮肤和精神面貌了，现在猛然一看，确实变化挺大。不知道这样的皮肤改变除了年岁增长以外，是不是和自己的肺病有关系呢？调养肺脏能改善现在的容貌状态吗？

1 皮肤和肺有关系吗

肺部侍郎：皮肤和肺，大家可能觉得风马牛不相及。也许很多人从来没有想过，皮肤好不好还能和肺有关系？

我们先来看看《黄帝内经》是怎么说的："西方生燥，燥生金，金生辛，辛生肺，肺生皮毛……"中医认为人体的表皮，像皮肤、汗毛、汗腺等，都是由肺来调控的。《黄帝内经·素问》又说"肺之合皮也，其荣毛也""肺朝百脉，输精于皮毛"，意思就是肺还通过不断输送精微物质来滋养全身皮毛，维持皮毛的正常功能。不仅如此，两者还互相依存，皮毛的功能受肺支配主宰，而肺功能的发挥也离不开皮毛对其的固护和防御。

那么，两者到底是怎么关联的呢？肺的主要功能是掌管呼吸，主宰一身之气，其中运行在表面的叫卫气，是由肺的气机来推动运行的，然后通过皮毛布散于周身皮毛的孔窍，古人称之为汗孔，也叫玄府、气门等，卫气通过循行通过这周身的气门，让我们的皮毛温暖，也调节了汗出，维持皮毛的正常生理功能。同时，通过气门的调节，也实现了气的宣和散。可见，如果卫气强盛，就能防止外邪由表及里，保护我们的肺不受伤害。

从现代医学的角度看，哮喘患者和特应性皮炎、荨麻疹、湿疹的发生有一定的相关性，皮炎、皮肌炎和肺癌有一定的相关性，似乎也都说明肺和皮肤之间有着千丝万缕的联系。

用一句话概括就是，肺是帐内的将，皮肤是巡行的兵，将强兵不弱，兵壮将安全。

2 调理肺脏能实现美容吗

肺部侍郎：看完上一段，估计大家都心急得想知道，通过治疗和调理肺能实现美容的目的吗？答案是肯定的，在皮肤治疗的领域，有通过治疗肺经湿热来治疗痤疮的，有通过补益肺气来治疗系统性硬皮病的，有通过宣肺行气通腑来治疗黄褐斑的，有通过清燥润肺、行气活血来治疗银屑病的，

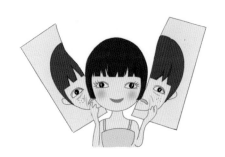

不胜枚举。

反过来也同样适用，对于肺的各类疾病，如常见的咳嗽、肺炎、慢阻肺、哮喘等疾病，都有多种通过皮肤起效的中医治法，如穴位贴敷、艾灸、拔罐、足浴等都有很好的疗效。除此之外，在三伏天、三九天开展的天灸疗法也是通过皮毛、经络等实现调节肺脏功能以治疗慢性呼吸系统疾病。

另外，爱美的女士们最爱讲的一句话就是"由内而外的美"，其实是很有道理的。"女子以血为本，以气为用"，所以想要美容养颜，调理肺脏功能必不可少，只有气机通畅、肺气充足了，才能血气充沛，焕发神采。

所以，养肺也能滋养容颜。

3 如何实现养肺美颜

肺部侍郎：知道了养肺可以美颜之后，我们应该怎么来实现呢？

首先，中医认为肺为华盖，意思肺在身体的最上部，像马车的盖子一样，保护着下部，所以当外邪来侵袭的时候，往往最先侵犯的就是肺。偏偏肺又是最为娇气的脏器，不耐寒热，极易受邪，一有风吹草动，它就中招，所以想拥有健康肺的第一步就是减少各类邪气的侵犯机会，也减少了各类慢性呼吸系统疾病的急性发作。就像上面提到的李阿姨，如果好好地治疗哮喘，改善过敏的状态，自然也会改善皮肤状态，减轻皮疹，恢复容貌。

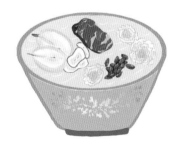

肺喜润恶燥，燥邪最易伤及肺，温润的环境最适合肺，所以在饮食上可以选择食用百合、山药、莲子、枸杞子、麦冬、沙参、银耳、莲藕、白萝卜、梨、鸭子、甲鱼等具有养阴润燥功效的食物来保护肺，冬天也可以进补阿胶糕，滋阴养肺兼养血。岭南地区，在家可以常做银耳雪梨汤、百合莲子瘦肉汤等。

遇到冬春变天之际，风寒之气偏盛，可以适量食用或者加入一些辛味食物比如桂皮、薄荷、韭菜、葱、姜、蒜等，并帮助肺气宣发邪气，从而预防肺脏疾病的发生。

除此之外，良好的情绪也是健康肺脏的重要基石。肺在志为悲，过于悲忧的情绪会影响肺脏的健康，并且由于五行相生相克的原理，过于愤怒也会通过影响肝脏气机而影响肺脏功能。保持心平气和，保持豁达开朗，多读书多思考，多运动多放松，就不至于气机郁结，气机耗散，从而能使气机流通充沛，血运通畅有力，久而久之，就能使自己皮肤红润、神采非凡。

肺|部|侍|郎

肺与皮肤紧相连，二者互治效更佳。
药食行气又滋阴，既能养肺又美容。

吸氧的学问

　　裘老伯十几年前就被诊断为慢性阻塞性肺疾病，现在呼吸越来越困难，不要说出门遛弯，就是在家里换个衣服、去趟卫生间都会觉得气喘不已。生活严重受限的裘老伯不但再也没有出去喝过早茶，连出家门口都不太愿意，于是只好来求助呼吸科的医师。除了坚持药物治疗外，医师建议他在家里坚持吸氧治疗，适当做一些肺康复锻炼。但是听到吸氧，裘老伯内心就有些排斥，私下也嘀咕起来，吸氧会不会成瘾？对氧气形成依赖，以后是不是都离不开氧气机了呢？

1 为什么要吸氧？吸氧会不会成瘾

　　肺部侍郎："人不吃饭能活 3 个星期，不喝水能活 3 天，不呼吸活不过 3 分钟。"此话虽然不那么精确，但确实形象。

　　其中，氧气可以说是和生存息息相关，一旦没有氧气供应，我们的身体就会迅速受到伤害，有些伤害甚至是不可逆的。比如我们的大脑，对缺氧就非常敏感。轻度缺氧就会出现注意力不集中、智力和视力轻度减退的症状；中度缺氧会出现头痛、不安、定向与记忆力障碍、精神错乱、嗜睡等症状；重度缺氧则进入昏迷；极重度缺氧或者供氧停止 4～5 分钟就会出现不可逆转的脑细胞损伤，就算再恢复供氧，也无法唤醒和逆转损伤。

所以，当缺氧发生的时候，就应该立即补充氧气以减少对身体的伤害。如果把人体比作一台精密的发动机，氧气就像让发动机跑起来的汽油，少了氧气人体就无法运作了。由于人体每分钟都不能离开氧气，因此大可不必担心对氧气成瘾，就像我们不会担心自己吃饭、喝水会成瘾一样。何况氧气本身也不是成瘾性物质，无须担心吸氧后成瘾而无法脱离。

正常海平面的空气中，氧气含量是 21%，对于正常人而言这个浓度就足够了，是不需要额外吸氧的。但是在某些疾病状态下，比如心肺疾患或者严重的贫血都会导致身体处于缺氧状态，此时 21% 的空气氧浓度就不足以维持了，患者会觉得呼吸费力，不够气儿。对于这类患者，肺部侍郎建议在医师的指导下通过检测来具体评估是否需要进行吸氧治疗。此外，还有一些相对极端的例子，比如高原地区空气稀薄，氧气含量低于海平面，刚到高原的人不适应这种低浓度的氧气环境，就会产生头晕、头痛、胸闷、失眠等高原反应，在高原上吸氧也正是通过额外的氧气补给来缓解缺氧症状。

所以，氧气是人体最重要的元素之一，缺氧的时候吸入氧气，大可不必担心成瘾！

2 吸氧是不是越多越好

肺部侍郎：听了肺部侍郎上面讲的知识点，那大家又要问了：既然氧气是必需品，又不会成瘾，那我们无论缺不缺氧，平时都吸吸氧，多多益善，起码也没啥坏处吧？

答案其实是否定的。

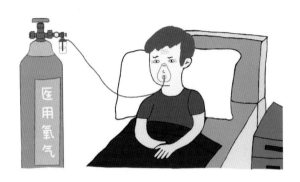

氧气为人体存活所必需，但也不是越多越好。尤其当吸入氧气的浓度超过一定限度，同样是会产生损害的，甚至会出现氧中毒。长时间吸入高浓度的氧气，进入体内的氧气就会大大剩余，随后产生氧自由基。氧自由基在身体内流窜，对细胞和器官不仅无益甚至是有害的。比如婴儿吸入高浓度的氧气，可能导致新生儿视网膜损伤，造成视力损害甚至失明。对于裘老伯这样的慢阻肺患者，氧气的浓度更是不宜过高。吸入较高浓度的氧气，会让大脑产生误判，误认为身体的氧已经足够，反而减慢呼吸，使得二氧化碳气体排出困难，引起更为复杂的状况。

因此，缺氧补氧好处多，但不能贪多，还是让医师来把握这个度。

3 如何科学地吸氧

肺部侍郎：像裴老伯这样肺功能明显下降的慢阻肺患者，日常生活无法靠自己吸入足够的氧气，导致身体缺氧的时候，医师就会建议家庭氧疗。可是大家看完上面一段，可能更迷茫了，到底自己是否需要吸氧？如果吸氧该什么时候吸氧？该吸多久？该吸多少呢？肺部侍郎这就教大家如何科学吸氧。

1. **评估氧疗指征及治疗方案**　健康人不需要吸氧，而患者则需要在医师评估指导下进行家庭氧疗，包括吸氧浓度、时间和频率等。吸氧后，需要记录氧疗时间、氧疗流量、氧疗后症状变化，方便复诊时评估氧疗计划疗效。像裴老伯这种在平静状态下也有缺氧情况的，一般会建议在家购买制氧机后每天进行家庭氧疗，吸氧时间保证在每天 15 小时以上，以保证氧气对身体重要器官的供应。

2. **预防氧中毒**　对于一般的患者，均推荐低流量给氧——吸氧浓度 25%～30%，即给氧流量不超过 3L/min，安全且有效。同时建议吸氧的方式是鼻导管吸氧，慢阻肺的患者应该严格遵守。而间质性肺病的患者，缺氧比较明显的可能需要用到面罩吸氧。慢阻肺患者若给予高流量氧疗，需要医护人员评估指征并监护治疗。其他患者可根据病情严重程度稍微调高，但吸氧浓度不宜超过 60%（一般家庭氧疗的机器也比较难达到这个浓度）以免发生氧中毒。吸氧过程中应当注意自己的症状变化，如果呼吸困难、气短等症状减轻，心率减慢或恢复正常，则提示氧疗有效；如果出现呼吸困难加重、心率加快、疲惫加剧，则需要及时前往医院就诊。

另外，肺部侍郎也建议需要吸氧的患者，在购买制氧机的同时也购入指夹血氧仪，可以随时了解自己的血氧饱和度。安静状态下如果氧饱和度低于88%，则建议进行吸氧治疗。在吸氧过程中，通过指夹血氧仪也能时时监测血氧以了解吸氧过程中血氧的变化，可以将这些数据记录下来，复诊时给主治医师看看，以便医师灵活地调整治疗方案。

1. **吸入氧气的湿度** 呼吸道内的空气湿度通常在95%～100%，过于干燥的吸入气体可能会导致呼吸道干燥，损伤呼吸道黏膜引起不适，配备一个湿化装置可显著减少这样的不适情况。有条件的话可以购置带湿化装置的制氧机，这样有利于患者长期坚持氧疗。

2. **常清洗吸氧管道** 管道、湿化器、呼吸机等设备应该使用酒精、生理盐水定期消毒清洗，因为每次使用后，管道可能残留许多细菌。第二次吸入时，细菌就会随着气体进入肺里，引起肺部感染，这样就得不偿失了。

3. **注意氧疗安全** 由于氧气可以助燃，所以吸氧时应该远离明火，家用制氧机应存放在阴凉通风处。另外，可以在家做好吸氧治疗的记录，就诊的时候带给医师看。

日期	氧疗前指尖氧饱和度	氧流量	湿化度	氧疗过程指尖氧饱和度	吸氧时长（几点到几点）	备注（有无不适）

吸氧需要遵医嘱，浓度、湿度、吸氧时间都有讲究。在吸氧的同时还要注意吸氧机器的清洁和安全哦！

肺|部|侍|郎

鱼离不开水，人离不开氧，科学吸氧，才能守护健康。

第十三节

身边的呼吸机

　　患有呼吸衰竭的张伯伯近几年病情越来越严重，稍微一动就上不来气儿。吃饭喘，上厕所喘，甚至说话都觉得太消耗气儿，这也让张伯伯的生活受到了严重的影响，在每天吸氧的情况下仍然只能在床上生活起居。医师建议张伯伯在家可以试着用用无创呼吸机，可以改善他的气喘症状。张伯伯从来没听过这个机器，什么是呼吸机？什么是无创呼吸机？这么高大上可以在家里使用吗？肺部侍郎这就为大家揭开呼吸机的神秘面纱。

1 什么是呼吸机？可以在家里使用吗

　　肺部侍郎：听到呼吸机，大家可能会联想到电视剧中重症监护室的场景，危重的患者、众多的大仪器、一排排的补液。所以一提起呼吸机，大家就会不由自主地觉得这是人生最后一步，用来维持生命的神秘机器。

　　其实，现在的呼吸机早已不局限于大家记忆中的笨重大家伙——有创呼吸机。新型的呼吸机不仅机型丰富，种类繁多，而且大部分都灵巧轻便、易于操作，因此它的应用范围也大大增加了。

我们先来看看什么是呼吸机。顾名思义，呼吸机是替代或者辅助人体呼吸的机器，一般用于人体不能够自主完成呼吸活动，或者完成呼吸非常费力时。呼吸机也分很多类型，人体不能自主呼吸时使用的被称为有创呼吸机，一般在医疗机构中使用。而家用呼吸机与有创呼吸机不同，不需要气管插管或气管切开，仅通过一根管道与鼻罩 / 面罩和无创呼吸机相连即可使用。机器检测到人体想要吸气时，就会顺势给出带有一定压力的气体，让吸气更省力；检测到人体想要呼气时，机器就会停止送气或者给予一个比较小的呼气压力。它就像是人体呼吸的辅助器，可有效改善呼吸功能、维持气道通畅、缓解呼吸肌肉疲劳、改善气喘症状。

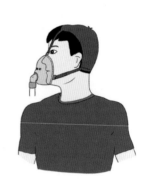

现在这些灵巧的无创呼吸机早已走入寻常百姓家，成为呼吸衰竭患者的家庭治疗必备品，给患者带来福音。

2 家用无创呼吸机适合什么人

肺部侍郎：大众认为呼吸机都是危重患者抢救时才需要使用，这个观念其实是错误的。现在的无创呼吸机小巧轻便、佩戴舒适，极大地扩展了使用范围，甚至可在居家的状态下使用。也有很多社会知名人士，不仅在家睡觉时佩戴无创呼吸机，即便是出差也随身携带，改善睡眠质量和纠正夜间低氧，让工作变得更有效率。

所以，无创呼吸机的使用严格来说并无绝对禁忌，只要存在呼吸相对不足、呼吸困难的情况，且神志清晰、能主动配合，均可以使用。一般情况下，符合以下情况的朋友可以在医师的指导下考虑使用：①重度慢性阻塞性肺疾病患者；②慢性呼吸衰竭；③慢性心力衰竭；④神经肌肉疾病；⑤肥胖低通气综合征；⑥阻塞性睡眠呼吸暂停低通气综合征；⑦呼吸康复治疗，等等。

由此可见，家用呼吸机的使用范围非常广泛，既可以用于呼吸系统疾病、心血管系统疾病、神经系统疾病的治疗，也可以帮助长期鼾症的患者改善睡眠期间的呼吸暂停和缺氧情况。

对于存在呼吸相对不足的患者，都可以向医师咨询是否使用家用呼吸机。

3 家用呼吸机使用小贴士

肺部侍郎：首次使用无创呼吸机的患者戴上面罩时都会有不适应感或抵触情绪，最常见的原因就是精神紧张、内心恐惧，不能很好地让机器配合自己的呼吸。因此，患者需要了解无创呼吸机，放松情绪，认真学习医师教导的上机期间呼吸技巧。如果面罩不适应，可以更换为鼻罩，体验感会更舒适一些。当正确掌握配合技术后，随着病情的逐渐缓解，呼吸困难自然会逐渐减轻。

这里，肺部侍郎再给大家带来一些小贴士，以助大家一"机"之力。

1. 调整参数　在使用之前，使用者最好有使用医院无创呼吸机的经历，在医师和护士的照看下学习、练习，调整好机器参数。

2. 正确佩戴面罩或鼻罩　固定带的松紧以1横指宽度为

宜，使患者的面部与面罩紧密贴合。太紧容易压迫面部组织受伤，太松容易漏气影响呼吸机的效果，固定时可用皮肤保护贴。使用过程中不要张嘴，经鼻呼吸，避免过多气体进入消化道引起腹胀、呃逆等不适。

3. **时间安排**　注意上机和进餐的时间关系。<u>最好在进食后休息 30～60 分钟后再使用，避免过饱饮食。</u>餐后尽量抬高床头，以免出现食物反流或呕吐，误吸进入肺部会导致疾病加重。

4. **湿化**　上机时使用者可能出现口干情况，应适当补充水分，或者加用湿化器改善。此外还可以尝试运用中医穴位按摩。中医认为口干是津液缺少或津液不能上乘口腔所致。承浆是任脉与足阳明胃经的交会穴，经常按摩承浆可收敛生津、滋阴降火，使津液徐徐输布于口腔内，达到缓解口干的效果。承浆位于唇下正中凹陷处，可用示指指腹揉按该穴，每天 2～3次，每次 3～5 分钟。

亦可予中药生脉散加减代茶饮，可起到养阴润燥的功效。

生脉散加减代茶饮组成：玄参 10g，五味子 5g，麦冬 10g，枸杞子 10g，百合 10g，温水浸泡 15～20 分钟后代茶饮。

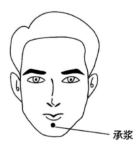

承浆

肺|部|侍|郎

呼吸费力不用慌，善用呼吸机帮忙；科学佩戴益处多，轻松呼吸心舒畅。

06检